Quema tu dieta

ISMAEL GALANCHO

Quema tu dieta

Pierde grasa y mejora
tu rendimiento con rigor y ciencia

Grijalbo

Papel certificado por el Forest Stewardship Council®

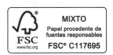

MIXTO
Papel procedente de
fuentes responsables
FSC® C117695

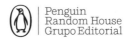

Penguin
Random House
Grupo Editorial

Primera edición: enero de 2023
Primera reimpresión: enero de 2023

© 2023, Ismael Galancho Reina
© 2023, Penguin Random House Grupo Editorial, S. A. U.
Travessera de Gràcia, 47-49. 08021 Barcelona

Printed in Spain – Impreso en España

ISBN: 978-84-253-6288-0
Depósito legal: B-20.292-2022

Compuesto en M. I. Maquetación, S. L.

Impreso en Gómez Aparicio, S. L.
Casarrubuelos, Madrid

GR 6 2 8 8 0

ÍNDICE

BLOQUE 3

¿Y AHORA QUÉ?

PRÓLOGO

Pero entonces... ¿qué debo comer? Esta creo que es la verdadera pregunta del millón de los últimos años. Jamás en la historia de la humanidad hemos tenido tanta información como ahora, pero, paradójicamente, cuanta más tenemos, más desinformación existe.

Empecé a leer artículos y posts de Ismael por casualidad, pero enseguida pensé que era uno de los divulgadores más coherentes dentro de esta vorágine nutricional, además de que siempre avala con estudios científicos todo lo que escribe. La confianza, en todos los ámbitos de la vida, hay que ganársela, y reconozco que Ismael se ganó la mía antes de que nos conociéramos y de que hubiéramos cruzado una palabra por las redes sociales. Solía leerlo porque compartía la mayoría de sus argumentos en cuanto a nutrición y porque aprendía sobre temas técnicos relacionados con la fisiología, sobre todo deportiva, que a mí me interesa mucho. Un día, por fin, nos pusimos en contacto y, por hacerlo corto, tres años después puedo decir que somos amigos y que lo considero uno de mis «maestros» en el ámbito de la nutrición y la composición corporal. Poco se puede rebatir cuando los argumentos tienen una base científica, y si algo es Ismael, y se lo ha ganado a pulso, es un divulgador que se basa en estudios científicos de primer nivel.

Sé que tengo un sesgo de confirmación y que, aunque cada vez menos, tiendo a leer cosas que se alineen con mis pensamientos y creencias. Pero también me gusta leer a autores con los que *a priori* no comparto la misma opinión. Y en este aspecto, hablando concretamente de nutrición, no hay duda de que estamos rodeados de «gurús» que defienden diferentes dietas a capa y espada frente a la evidencia científica.

Creo (y aquí Ismael me ha abierto mucho los ojos) que las dietas restrictivas son un camino al fracaso, tanto de la salud como de la composición corporal. Cada vez que se le pone nombre a una dieta, la primera palabra que me viene a la cabeza es «dinero», no «salud». Con este libro conocerás las bases de cada una de estas dietas o formas de comer «milagrosas». Ismael las explica, expone sus pros y sus contras y, sobre todo, en qué contexto pueden utilizarse de una manera efectiva.

Pero lo más importante es que, a pesar de la información tan contradictoria que existe en el ámbito nutricional, después de leer esta guía podrás ser tu propio nutricionista, porque te convencerás de que no existe una dieta universal, que no existen las dietas milagro, que no existen los alimentos perfectos e imperfectos y que tú eres la única persona capaz de planificar tu alimentación a partir de tu contexto y no en función de los gurús de las redes sociales o de tu influencer favorito/a. *Quema tu dieta* ofrece respuestas prácticas a preguntas que te haces cada día y para las que hasta ahora has encontrado docenas de contradicciones que no han hecho más que acrecentar tus dudas.

Ismael es nutricionista, pero sabe que la salud no depende solo de la alimentación: la actividad física y el deporte de fuerza tienen que estar presentes de manera innegociable para gozar de una vida saludable. Se ha convertido en un gran experto en la pérdida de grasa corporal y tiene muchos cursos y charlas que puedes encontrar en diferentes plataformas sobre la pérdida de grasa. Que no es lo mismo que la pérdida de peso. A lo largo de estas páginas verás que, cuando te propones bajar kilos en la báscula, perder masa muscular es un peaje demasiado caro para el cuerpo. Ismael explica la importancia que tiene la masa muscular para el sistema endocrino, inmunológico, cardiovascular, cognitivo, y propone ejercicios para entrenar en casa con y sin material.

El ser humano, imagino que por naturaleza, necesita demonizar algo para ensalzar las virtudes de otra cosa. Y en la alimentación no iba a ser diferente. Hoy existe gran controversia en cuanto a los hidratos de carbono, las grasas, el café, la carne roja, la leche, el gluten... Este libro expone qué dice la ciencia al respecto de muchas de estas controversias del mundo de la nutrición. Espero que cuando acabes de leerlo te suceda una de las cosas más maravillosas que ayudan a seguir progresando, y es que aprendas a desaprender sobre conceptos y creencias que tenías instauradas en tu cabeza.

Hay muchos libros sobre nutrición, pero no hay muchos autores como Ismael Galancho. Porque no todos aman su profesión como él. No todos viven para leer, estudiar y transmitir después sus conocimientos a los demás. Y no todos sienten la satisfacción que siente él al mejorar la calidad de vida de los demás.

JORGE FERNÁNDEZ, presentador de TV
y licenciado en actividad física y deporte

INTRODUCCIÓN AL CAOS

No, este no es otro libro más sobre cómo perder grasa y mejorar la salud. Aquí no encontrarás frases motivadoras inútiles ni mensajes sensacionalistas y estúpidos del tipo «Pierde 5 kilos en 2 semanas» o cosas tan negligentes y peligrosas como «La dieta de la piña». Tampoco es uno de esos libros que te hablan de las propiedades nutricionales de cada alimento, pero no te ofrecen ninguna herramienta práctica y concreta que puedas emplear para perder peso.

¿No tienes la sensación de que cada vez te confunden más sobre lo que hay o no hay que comer? Oyes que lo ideal es hacer la dieta del «ayuno». Tu vecino te dice que lo mejor es la «dieta cetogénica». Tu peluquera te ha hablado de la «dieta paleo». En la revista que compras en la gasolinera hablan de la «dieta vegana» y en las redes sociales el *real food* hace furor. Unos te dicen que los carbohidratos engordan y otros, que las grasas. Unos culpan a las frutas por su contenido en azúcar y fructosa. No sabes si es bueno comer carne o leche ni si el pescado es peligroso porque tiene mercurio. Te preguntas cada día si tu microbiota estará bien. Te llaman insensato si se te ocurre consumir algún ultraprocesado de forma esporádica. Unos te dirán que la miel o el jamón son buenísimos y otros te dirán que son los culpables de todos tus males.

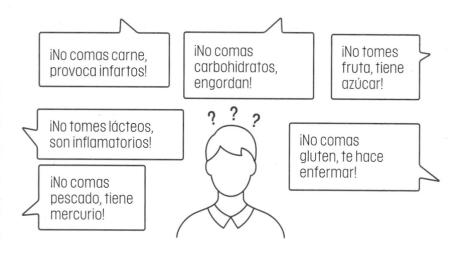

¿No te entran ganas de mandar a todos a la mierda y comer lo que te dé la gana? ¿No te frustra la cantidad de información contradictoria que te llega a propósito de la nutrición? ¿No te agota mentalmente no saber qué dieta seguir? ¿A que ya no sabes a quién sí y a quién no hacer caso en temas de alimentación? ¿Cuántas veces has intentado perder peso y has terminado peor que empezaste? No te preocupes, llevo muchos años pasando consulta y escuchando historias como estas. Impera la desinformación. Nos confunde y nos abruma. Lo primero que le digo a un paciente cuando acude a mi consulta es que olvide todo lo que cree saber sobre nutrición, salud o ejercicio, y lo mismo te digo a ti: olvida todo lo que te han contado o has leído sobre estos temas. Lo que vas a leer a partir de aquí es el resultado de muchos años de riguroso estudio científico y viene avalado por los trabajos publicados por los mejores investigadores mundiales en estas disciplinas. Pero no basta con años de estudio y con el rigor de la ciencia: la experiencia es fundamental. La teoría no sirve de nada sin la práctica. Llevo mucho tiempo asesorando en materia de salud, nutrición y ejercicio a personas que buscan perder grasa, ganar masa muscular, mejorar su salud o mejorar su rendimiento. Además, me he ocupado y me ocupo de la nutrición de muchos deportistas de élite, entre ellos futbolistas de varios equipos de primera división y deportistas olímpicos.

No voy a decirte que para perder peso y mejorar tu salud debes comer pollo, merluza, brócoli, pavo, manzanas y poco más. Hay que ser masoquista para hacer una dieta de este tipo más de tres días seguidos. Pero ¿sabes qué es lo mejor de todo? Pues que precisamente ese tipo de dietas rígidas son las culpables de que sea tan difícil perder peso y mantener dicha pérdida a largo plazo. Pensamos que, mientras menos comamos y más suframos con la dieta, mejores resultados tendremos. Al comenzar una dieta, la escasez de las raciones y la prohibición de ciertos alimentos son fáciles de llevar. Estás motivado por tu decisión y te sientes empoderado porque has tomado las riendas de tu salud. Pero esto es una ilusión: tarde o temprano, esa motivación se convierte en frustración. El deseo de saltarte la dieta y comer todos esos alimentos que llevas semanas sin probar crece. Esta actitud es la culpable de que hayas pasado por multitud de ciclos de pérdida de peso y recuperación casi instantánea de lo perdido. Y cada vez te vuelves más resistente a perder peso, cada vez te cuesta más. Con cada ciclo de pérdida y recuperación del peso terminas con más grasa y menos tejido muscular que antes.

Sí, todas las dietas acaban fracasando a largo plazo, y la razón de que esto ocurra es que nuestro cerebro percibe la restricción de alimentos como una amenaza para la supervivencia y reacciona contra ella. ¿Cómo? El mecanismo principal que utiliza es el del hambre (aunque hay otros que veremos más adelante). El hambre es la reina de los instintos primarios de conservación, la directora de orquesta de la conducta animal. Es esencial para asegurar la supervivencia de cualquier especie. Todo gira en torno a ella.

Nuestro cerebro responde así ante las dietas rígidas y la prohibición de alimentos. Sin embargo, si en lugar de recurrir a este tipo de dietas optamos por otras que incluyan la ingesta de una gran variedad de alimentos de manera controlada, evitaremos caer en el error del «todo o nada». Así es la **dieta flexible**, sin ninguna duda la estrategia de alimentación más adecuada para perder peso. En este libro te enseñaré todo lo que no te han enseñado otros. Entenderás en qué consiste la dieta flexible y por qué es la mejor forma de perder peso y alimentarnos de manera correcta a largo plazo. Además, he elaborado un algoritmo para que puedas diseñar tu propia dieta flexible de manera sencilla para perder grasa y mejorar tu salud. Incluyo también consejos para mejorar tu relación con la comida y ganar calidad de sueño, para reducir el estrés y, cómo no, te explico qué tipo de ejercicio te conviene y cómo practicarlo.

Prepárate para «desaprender» lo que creías saber sobre nutrición, ejercicio o salud y presta atención a cada capítulo para empaparte de lo que necesitas saber para perder peso y mejorar tu salud. Todo con **rigor y ciencia**. Vamos con ello.

PANORAMA ACTUAL DE LA NUTRICIÓN

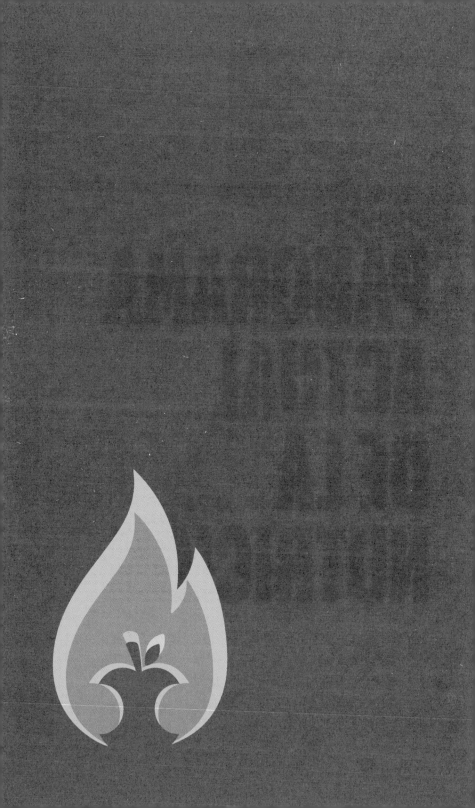

1. ASÍ ESTÁ EL PATIO

No hacía ni un segundo que había cerrado la puerta cuando me di cuenta de que me había dejado las llaves dentro de casa. Tenía prisa, llegaba tarde a una reunión importante. Me empezaron a sudar las manos y se me aceleró el corazón. Tenía que pensar en cómo abrir la puerta lo antes posible para no llegar tarde a la reunión.

Justo en ese momento, el vecino del séptimo E salió de casa. Cuando le conté lo que me había ocurrido, lo primero que hizo fue preguntarme si llevaba una radiografía encima. Yo había oído que algunos ladrones usan ese método para robar en las casas. Por lo visto, se puede abrir la puerta metiendo una radiografía por la ranura de la puerta y pasándola verticalmente por la cerradura hasta que el pestillo cede. Seguro que es un método eficaz para abrir una puerta y por desgracia los cacos lo saben, pero ¿quién demonios lleva una radiografía encima por si se le quedan las llaves dentro? Pensar que hubiera gente que salía todos los días con una radiografía en el bolsillo por si perdía las llaves de casa me pareció de lo más inquietante. Igual el raro era yo.

Mi respuesta fue: «No, no tengo ninguna radiografía, ¿y tú?». Su respuesta negativa y la cara de idiota que puso indicaron que él mismo se había dado cuenta de que la solución que proponía no era muy práctica. Descartamos rápidamente esa opción y tratamos de discurrir otro método. Sin duda en un intento de impresionarme con su sabiduría, mi vecino propuso una segunda solución: «Espera, voy por una horquilla de mi mujer y probamos a abrirla». Yo me quedé perplejo. Todos hemos visto en las películas al protagonista abriendo puertas con casi cualquier instrumento cotidiano. Yo siempre había pensado que era pura ficción, pero igual mi vecino era el típico manitas que sabe arreglar cualquier cosa. Confieso que yo no soy muy hábil para eso, pero, por lo visto mi vecino era un artista del bricolaje, estaba de suerte.

Al poco reapareció mi vecino con una horquilla de su mujer. Al más puro estilo de James Bond, introdujo dicho objeto en la cerradura de mi puerta y empezó a hurgar. Un par de minutos después y tras varios comentarios del tipo: «Pues una vez abrí la puerta de mi suegra con una horquilla», mi vecino desistió. Resulta que el supuesto manitas, al que estaba yo ya por ponerle el pseudónimo de Arsène Lupin, no pudo abrir la puerta. Pero lo peor fue que, al intentar abrirla, había roto la horquilla, que se había quedado atascada dentro de la cerradura. Ahora ya solo quedaba la opción que debí elegir desde un principio: llamar a un cerrajero profesional. Solo que ya no sería únicamente para abrir la puerta, sino que habría que cambiar la cerradura entera por culpa de la dichosa horquilla. La broma me costó cara y además tuve que anular la reunión de trabajo.

Esta anécdota es real, me pasó hace poco. Yo mismo fui víctima de eso que tantas veces he criticado. Cuando no somos expertos en algo o lo desconocemos, nos sentimos inseguros, es normal. Esa inseguridad nos empuja a confiar más en el discernimiento de otras personas que en el propio. El problema es que confiamos más en el criterio de otros a pesar de que tampoco ellos entienden ni son profesionales en la materia. Nuestra inseguridad nos lleva siempre a pensar que ellos están más cualificados que nosotros. Por tanto, nos volvemos crédulos y maleables a los argumentos de otras personas. Y esto ocurre en todos los sectores.

El público general tiene un gran desconocimiento en materia de salud, nutrición y ejercicio físico. Es normal, pues, como ocurre con todas las disciplinas complejas, se precisan años de estudio para dominarlas medianamente. Ese desconocimiento nos hace propensos a dar crédito a cualquier tontería sin fundamento: las infusiones adelgazantes que te recomienda tu vecina del quinto; una conversación de bar en la que tu mejor amigo te dice que lo ideal para perder peso es pasarse horas en la cinta de correr; tu monitor del gimnasio, que, pese a ser un buen profesional, te dice que hay que comer ocho veces al día, cada dos horas, para ganar masa muscular; o tu peluquera, que toma agua con limón en ayunas por las mañanas y ha perdido peso.

Pero el problema es mucho más grave en este mundo hiperconectado en el que la información se vuelve viral rápidamente. Un mundo digitalizado en el que las noticias falsas se comparten diez veces más que las verdaderas y en el que la sociedad está cada vez más polarizada. Esto nos hace propensos a creer casi cualquier cosa que veamos, leamos u oigamos en medios de comunicación, prensa o redes sociales. Y, claro, si no eres experto en la materia y además te proponen soluciones nutricionales mágicas y rápidas a tu problema de sobrepeso, te prestas a probar cualquier mierda que veas en Instagram. Ya sabemos que todo lo que sale en internet es cierto, ¿no? (nótese la ironía).

Y aquí radica la segunda parte del problema, fundamental para que se produzcan las situaciones que acabo de exponer. Aunque gran parte de la población es más propensa a creer a los demás cuando no domina un tema, existe otra parte de la población a la que le ocurre justo lo contrario. Me refiero a aquellos que se consideran expertos en una materia porque han visto documentales y vídeos en YouTube, porque siguen blogs o están en grupos sesgados de Telegram, porque son devotos de *influencers* de dudosas credenciales o incluso porque han leído algunos estudios científicos que ni siquiera saben interpretar.

Como dije antes, la salud, la nutrición y el ejercicio físico son ciencias complejas, y los profesionales que nos dedicamos a este sector nos pasamos la vida estudiando e investigando para comprender mejor la interacción de los distintos aspectos que intervienen. Y, justamente porque somos conscientes de esa complejidad, dudamos, cuestionamos y cambiamos paradigmas a medida que ampliamos nuestros conocimientos. Sin embargo, como decía Darwin, «la ignorancia genera confianza con más frecuencia que el conocimiento». En otras palabras, cuanto menos sabemos, más creemos saber, y cuanto más sabemos, menos creemos saber. Algunos autores llaman a esto «autoinmunidad cognitiva» o también «efecto Dunning-Kruger» (Kruger y Dunning, 1999; Arfini y Magnani, 2016).

Por norma, solemos relacionarnos con personas que comparten nuestras opiniones y hacemos búsquedas constantes en Google o YouTube sobre los temas que nos interesan. Estas plataformas no dejan de sugerirnos publicidad, artículos o vídeos sobre los temas que indagamos. A todos nos ha pasado que, después de mirar sofás en internet para nuestra casa, luego nos aparecía publicidad de sofás por todos lados, ¿verdad? Pues si buscas constantemente sobre «dieta cetogénica», por poner un ejemplo, Google te sugerirá artículos o vídeos relacionados con esta dieta. Esto te hará creer que todo gira en torno a la dieta cetogénica, no contrastarás información y te introducirás en tu miniuniverso en el que todo lo que tenga que ver con la alimentación se basa en la dieta cetogénica. En definitiva, todo lo que lees, oyes y ves confirmará tu hipótesis y pensamientos, aunque estos sean erróneos. Te posicionas en el extremo más radical de pensamiento (Oprea y Yuksel, 2021).

A veces, cuando alguien que de verdad conoce un tema intenta sacarnos de nuestro error, salimos con comentarios del tipo: «Pues a mí me funciona» por no querer admitir que carecemos de argumentos y porque nos falta la autocrítica necesaria para cuestionarnos nuestras convicciones. Este argumento anecdótico y sin validez argumentativa recibe el nombre coloquial de «amimefuncionismo». Es un tipo de falacia parecida a la «falacia de validación subjetiva» o al «sesgo egocéntrico». Es uno de los motivos por el cual muchas personas creen en fantasías seudocientíficas, no solo en estrategias nutricionales como la dieta macrobiótica o la dieta del grupo sanguíneo, sino también en seudomedicinas como la homeopatía o las flores de Bach.

Por ejemplo, si un día lees en internet que para bajar de peso lo mejor es eliminar los cereales de tu dieta, como por ejemplo el pan, la pasta, el arroz y demás alimentos ricos en carbohidratos, puedes pensar que, tras decenas de intentos de perder grasa sin éxito, quizá no habías logrado bajar de peso porque jamás dejaste de comer este tipo de alimentos. Es hora de probarlo. Se acabaron para ti el arroz a la cubana, los bocatas y las ensaladas de pasta. Además, como ya te has motivado, decides también salir a andar una hora diaria y apuntarte al gimnasio. Al cabo de unas semanas, te subes a la báscula y ahí está: has perdido tres kilos. En ese momento lo tienes claro, los culpables de que engordemos son los carbohidratos. Se lo cuentas a tu pareja, a tus amigos, a tus vecinos. Con total convicción, ante la prueba irrefutable de que has perdido peso al eliminar los carbohidratos, te sentirás empoderado o empoderada al pensar que el secreto para bajar de peso es, sin duda, dejar los carbohidratos.

Si ahora, tras tu exitosa realidad, yo te digo que los carbohidratos por sí mismos no engordan y que no es obligatorio dejarlos para perder peso, seguramente pensarás que no tengo ni idea. Tu éxito es una prueba irrefutable de que estoy equivocado. Para mí será difícil hacerte entender que el motivo real por el que has bajado peso es la reducción calórica que te ha generado el hecho de eliminar estos alimentos de tu dieta, pero no los carbohidratos en sí mismos, sumado a un aumento de tu gasto calórico diario porque has empezado a caminar y entrenar en el gimnasio. Pero tú estás convencido de que el problema son los carbohidratos, lo has comprobado en tus carnes y compartirás tus conclusiones con todo el mundo. Tus amigos, vecinos o familiares, no siendo expertos en la materia, tendrán como única referencia tu éxito.

Ante el caos de información errónea que abunda en redes sociales, medios de comunicación, prensa o en tu comunidad de vecinos, es más que necesario que los que dedicamos la vida a investigar, estudiar y aplicar ciencias complejas como la nutrición, el ejercicio o la salud demos un paso al frente y nos convirtamos en divulgadores. Con el rigor y la ciencia por bandera. Sin sesgos ni conflictos de interés, sin vender milagros, sin sentar cátedra sobre temas que aún necesitamos investigar más, pero afirmando con rotundidad aquello que es incuestionable, explicando el porqué de las cosas y separando «la paja del trigo». Por eso he decidido poner un poco de orden ante tanto caos informativo y escribir este libro, basado en años de dedicación, estudio y trabajo, tanto mío como de los cientos o miles de investigadores rigurosos en los que me he basado. Voy a intentar hacer fácil lo difícil. Es lo que intento siempre, con mayor o menor éxito, en todos mis artículos divulgativos, congresos, formaciones, seminarios o ponencias en la universidad. Cuando termines el libro, entenderás por qué engordamos, qué mecanismos intervienen, cuáles son las claves para perder peso, por qué fracasan las dietas, por qué estamos tan confundidos, y te proporcionaré las herramientas para que puedas conseguirlo por tu cuenta. Pero vamos a empezar por el principio: ¿Qué nos ha llevado a esta epidemia de sobrepeso? ¿Quién o qué es el culpable?

BUSCANDO AL CULPABLE: GRASAS, CARBOHIDRATOS Y AZÚCAR

Siempre fui un chico responsable. Esto no significa que haya sido un santo y que nunca haya roto un plato de pequeño. No, la verdad es que era bastante travieso, incluso diría que un poco gamberro. Ser responsable no significa que siempre obres bien. Ser responsable es asumir tus errores, reconocer que te has equivocado y pedir disculpas cuando es necesario.

Recuerdo a compañeros del instituto que siempre acusaban al profesor cuando suspendían un examen. El típico argumento de «El profe me ha suspendido» en lugar de asumir la responsabilidad y decir «He suspendido». En mi caso, siempre he sabido si iba a aprobar o no un examen antes de hacerlo. Primero de todo, ya sabía lo preparado que iba. Cuando lo has estudiado y preparado bien, no flaqueas a la hora de hacerlo y sabes que irá bien, cosa que no ocurre cuando apenas has estudiado. En segundo lugar, tras voltear el examen y leer las preguntas, ya confirmaba si aprobaría o no. Ni siquiera tenía que esperar a terminarlo, ya que solo leyendo las preguntas lo tenía claro.

El arte de echar balones fuera y buscar culpables donde no los hay es muy humano. Se conoce como síndrome adámico. Cuando nos sucede algo negativo, nuestra mente, en lugar de asumir la propia responsabilidad, comienza a simular otras posibilidades que se terminan integrando a los hechos, aunque suenen rocambolescas, porque esto nos genera menos sufrimiento que asumir nuestro papel en dichos hechos.

Nos gusta tener identificado al causante de cualquier problema, así tenemos la sensación de control. Esto, en fisiología, es un error, porque pocas veces, o ninguna, el problema surge por una única causa, sobre todo en cuestiones de salud, sobrepeso u obesidad. En fisiología o biología debemos entender que hay múltiples factores que condicionan los resultados. Por ejemplo, cuando subimos de peso o no conseguimos perder grasa, tendemos a pensar: ¿serán las grasas?, ¿serán los carbohidratos?, ¿será el azúcar?, ¿el aceite de palma?, ¿quizá el gluten? Para entender cuál o cuáles son los causantes de la actual epidemia de sobrepeso, obesidad o enfermedades metabólicas como diabetes tipo dos, enfermedades cardiovasculares o cáncer, tenemos que remontarnos a hace unas cuantas décadas. Y es que, como veremos, hemos pasado de culpar erróneamente a las grasas de ser la causa del sobrepeso y de las enfermedades típicas del siglo XXI a culpar a los carbohidratos, algo que también es erróneo.

DE CULPAR A LAS GRASAS A CULPAR A LOS CARBOHIDRATOS

¿Por qué hemos pasado de culpar a las grasas a culpar a los carbohidratos?

Volvamos a los años cincuenta y hablemos de Ancel Keys, un investigador conocido por sus numerosos estudios que relacionaban la ingesta de grasa saturada con el aumento de las enfermedades cardiovasculares y el sobrepeso. El más conocido fue el «estudio de los 7 países» (Montani, J. P., 2021), en el que quiso comprobar qué factores nutricionales estaban relacionados con las enfermedades cardiovasculares. En aquella época, hubo un terrible incremento de las enfermedades cardiovasculares en Estados Unidos y urgía investigar. Tras su estudio, Ancel Keys concluyó que, efectivamente, había una relación entre el consumo de grasas saturadas y las enfermedades cardiovasculares.[1] A partir de ese momento, se estableció una relación clara entre la ingesta de grasas saturadas, aumento del colesterol en sangre y aumento del riesgo de enfermedad cardiovascular. Por tanto, no podemos culpar a las grasas en general y por sí solas de ser causantes de enfermedades o de la obesidad. Como veremos más adelante, existen muchos tipos de grasas y diferentes alimentos que las contienen.

En conclusión, a partir de los años cincuenta y sesenta, se empezó a acusar a las grasas en general (no solo a las saturadas) de ser las causantes del sobrepeso de la población y de las enfermedades cardiovasculares. La industria alimentaria no tardó en hacerse eco de esto y rápidamente se centró en crear productos bajos en grasa. Comenzaron las campañas publicitarias basadas en alimentos más bajos en grasa y ricos en carbohidratos.

¿Qué ocurrió después?

A partir de los años setenta, la ingesta de grasas en la dieta disminuyó a consecuencia del alboroto y aumentó la ingesta de carbohidratos. En los años ochenta surgieron los alimen-

---

1. Este estudio ha sido muy criticado e incluso se pensó que había sido manipulado. Yo también llegué a pensarlo, pero no fue así. Hay que destacar que el trabajo de Ancel Keys se basó específicamente en la ingesta de grasas saturadas, no de grasas en general. Como veremos más adelante, no todas las grasas son iguales. De hecho, también se demostró por primera vez que otro tipo de grasas, las monoinsaturadas (principalmente el ácido oleico, como el aceite de oliva virgen extra), reducían el colesterol en sangre y el riesgo de enfermedades cardiovasculares. Esto confirmaba que no todas las grasas son iguales y que las grasas monoinsaturadas eran saludables.

tos «light», versiones de alimentos menos calóricas que el original. Más adelante hablaré de ellos. Posteriormente, en Estados Unidos se elaboraron algunas guías de alimentación y, en 1992, el departamento de agricultura estadounidense (USDA) creó la pirámide nutricional, que recomendaba que la ingesta de cereales y otros carbohidratos representara más del 60 % de la dieta para todo el mundo, sin importar su contexto, su estilo de vida, su nivel de actividad física, etc.

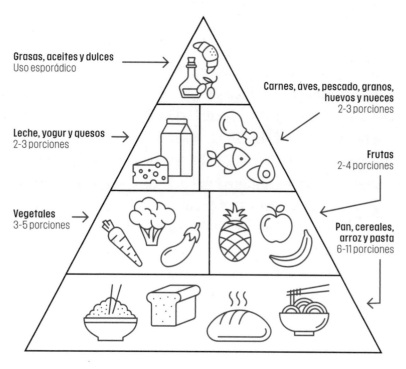

Figura 1: El departamento de agricultura estadounidense (USDA) creó la pirámide nutricional en 1992.

Por tanto, ante el miedo a las grasas que se instauró en aquella época, se propusieron las dietas basadas en la ingesta de carbohidratos como solución saludable. Esto serviría para erradicar el sobrepeso cada vez más preocupante de la población y la epidemia de enfermedades cardiovasculares. Sin embargo, pese a disminuir el consumo de grasas en la población y aumentar el consumo de alimentos ricos en carbohidratos, las tasas de sobrepeso siguieron aumentando. ¿Cómo podía ser? Si las culpables de que engordáramos eran las grasas, ¿cómo podía la población seguir engordando pese a que se ingería menos grasa en la dieta?

El desconcierto era enorme. Creíamos haber identificado al culpable de todo y sin embargo el sobrepeso y las enfermedades seguían en aumento pese a reducir la ingesta de grasas y aumentar la ingesta de carbohidratos. En ese momento, hubo un punto de inflexión en una parte de la sociedad occidental. En 1992, el cardiólogo Robert Atkins[2] aportaba información en su libro que «acusaba» a los carbohidratos de ser los responsables del sobrepeso y las enfermedades típicas del siglo XX y exculpaba a las grasas saturadas hasta entonces culpables. El libro se publicó en la década de los setenta, pero no fue hasta la década de los noventa cuando causó furor entre la población. A partir de ese momento, surgió el interés masivo por las dietas bajas en carbohidratos. Empezaba una «guerra» a todos los niveles: ¿Son las grasas o son los carbohidratos los culpables de que engordemos?

2. La dieta Atkins fue muy controvertida, ya que se basaba en ingerir principalmente proteínas y grasas para perder peso y mejorar la salud. Hasta ese momento, era ilógico pensar que una dieta alta en grasas pudiera ser una opción válida para perder grasa corporal. Atkins culpaba a los carbohidratos de hacernos engordar.

Carbofobia

Y así llegamos a 2020, momento en el que una multitud de entidades de diferentes países han lanzado su versión particular de estas pirámides nutricionales. Todas las pirámides nutricionales, incluso las más recientes, tienen serias limitaciones. El hecho de que la representación gráfica de la pirámide constituya una jerarquía puede llevar a confundir a la población. Que un alimento esté en la base, ¿significa que hay que comerlo en mayor cantidad que otros alimentos o que es más saludable que el resto? Esta pregunta quizá tenga fácil respuesta para muchos de vosotros, pero estoy seguro de que, si se la hago a mi vecino, el experto cerrajero del séptimo E, quizá no lo tenga tan claro. Lo más seguro es que no tenga ni idea de qué responder. Vecino, si estás leyendo esto, no te enfades, porque si no sabes responder a esta pregunta no es por culpa tuya, sino porque nadie te lo ha explicado.

Por tanto, jerarquizar la alimentación y representarla en una pirámide puede suponer un problema para la población (o para parte de ella). Para corregir esto, la USDA lanzó en 2011 lo que se conoce como «My plate», que es una representación gráfica de cómo debemos alimentarnos de un modo que evita la jerarquización de la pirámide. De hecho, esta vez nos encontramos con un gráfico circular, con forma de plato.

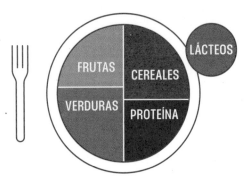

Figura 2: «My plate» es una representación en forma de plato dividido en sectores que indica la proporción de alimentos que se supone que es ideal en las comidas.

Ese mismo año, expertos de la Escuela de Salud Pública de la Universidad de Harvard lanzaron una versión parecida, pero con algunas correcciones. Esta idea fue mejor recibida a nivel general. Sin embargo, tampoco ha servido de mucho. La visión que yo mantengo de la alimentación es mucho más holística, más global y más integradora, como irás descubriendo a lo largo del libro.

Pese a tantas pirámides y demás representaciones nutricionales, el antagonismo entre grasas y carbohidratos sigue presente. Surgen tendencias a favor de eliminar los carbohidratos de la dieta para basarla en proteínas y grasas únicamente. En la década posterior al año 2000 se hizo muy popular la dieta Dukan, del doctor francés Pierre Dukan. Esta dieta, muy parecida a la de Atkins, se basaba en eliminar los carbohidratos casi por completo y aumentar enormemente la ingesta de proteínas. A diferencia de la dieta de Atkins, era moderada en el consumo de grasas.[3]

---

3. Curiosamente, el señor Dukan descalifica a Atkins en su libro, aunque su dieta es muy similar a la del señor Atkins. El señor Dukan fue

Hoy los carbohidratos siguen teniendo una pésima reputación. Son demonizados y acusados de hacernos engordar o de generar enfermedades. Empiezan a surgir términos como «carbofobia» para referirse al miedo irracional que produce el consumo de este macronutriente.

> **CARBOFOBIA:** miedo irracional a consumir carbohidratos por pensar que engordan y que provocan enfermedades.

Pero ¿es cierto todo eso que has oído sobre los carbohidratos? ¿Son tan malos como nos hacen creer? ¿Nos hacen engordar? Veamos qué hay de verdad en todo esto.

¿LOS CARBOHIDRATOS ENGORDAN?

Ahora sí, ya tenemos al culpable de todo, nos habíamos equivocado culpando a las grasas, los responsables son los carbohidratos... ¿o no? Pues no. A pesar del cambio de culpable y de que se ha conseguido reducir la ingesta de carbohidratos en la dieta de muchas personas, el sobrepeso y la obesidad siguen aumentando. Y esta es la tendencia nutricional vigente.

Como vemos en el siguiente gráfico, a pesar de la disminución del consumo de carbohidratos en las últimas décadas,

---

demandado varias veces por médicos de Francia y por el consejo departamental de médicos de París.

la situación no ha mejorado (Makarem *et al.*, 2014). De hecho, el sobrepeso sigue aumentando.

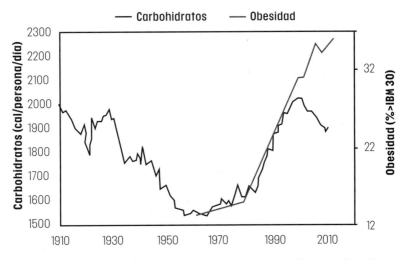

Figura 3: A pesar de la disminución en la ingesta de carbohidratos en los últimos años, la población sigue engordando y la epidemia de obesidad y sobrepeso sigue extendiéndose.

Ahora mismo estamos repitiendo con los carbohidratos el mismo error que cometimos en los años cincuenta al culpar a la grasa dietética en general y por sí sola de hacernos engordar y enfermar. Y es que culpar a un nutriente concreto, en este caso a un macronutriente determinado, de algo tan complejo y multifactorial como es la obesidad o las enfermedades metabólicas es ridículo.

¿Y si el culpable no fuesen los carbohidratos en sí mismos sino el azúcar?

Las directrices de seguir dietas bajas en grasas, promulgadas por las instituciones alimentarias a partir de los años sesenta, incentivaron un fuerte aumento del consumo de azúcar durante las siguientes décadas. El consumo de azúcar se disparó.[4] Varios estudios empezaron a establecer una relación entre el excesivo consumo de azúcar y el aumento de mortalidad por cardiopatía coronaria y otras patologías. Esto ha hecho que el azúcar se haya convertido en el enemigo número uno en la actualidad. Pero ¿es el azúcar en sí mismo responsable de que engordemos? Pues no, no por sí mismo. Como vemos a continuación, en los últimos años no solo ha disminuido el consumo de carbohidratos debido a la propaganda contra ellos, sino que también ha disminuido drásticamente el consumo de azúcar entre la población. Sin embargo, la población mundial sigue engordando (Kit *et al.*, 2013; Wittekind y Walton, 2014).

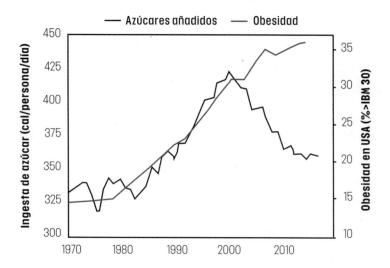

Figura 4: Aunque la ingesta de azúcar ha ido aumentando en las últimas décadas de manera significativa, en los últimos años su consumo se ha reducido, pero la epidemia de sobrepeso y obesidad sigue aumentando.

4. En realidad, el consumo de azúcar había ido aumentando cada año en las décadas previas, pero desde la década de los sesenta hacia delante alcanzó límites excesivos.

Además, no solo está disminuyendo el consumo de azúcar, sino que también se está reduciendo la ingesta de productos con alto contenido en azúcar, como refrescos, bebidas de frutas, postres o siropes (Kamil *et al.*, 2021). Esto no significa que dejemos de preocuparnos por el azúcar. El exceso de azúcar entre la población sedentaria o poco activa es una realidad preocupante que hay que tener muy en cuenta. Aunque haya disminuido su consumo en los últimos años, este sigue siendo muy elevado. La mayor parte del azúcar lo consumimos casi sin darnos cuenta, ya que lo añaden a una multitud de productos alimentarios ultraprocesados. Pese a ello, en condiciones de control de calorías, comer carbohidratos ricos o pobres en azúcar parece no variar nuestro peso corporal (Te Morenga *et al.*, 2013).

Lo que realmente significa esto es que por sí solo ningún nutriente en particular, ni las grasas, ni los carbohidratos, ni siquiera el azúcar, es directamente culpable de que engordemos. El exceso en la ingesta de todos ellos juntos, es decir, el aumento general en la ingesta de calorías, es el gran problema, aunque no el único. Como veremos, se trata de un conjunto de factores. El azúcar es uno más de esos factores, pero ni siquiera es el más importante. La verdad es que el azúcar ha cargado con la culpa de todo aquello que atañe al sobrepeso, cuando en realidad solo es un cómplice.

EL BALANCE ENERGÉTICO

Pese a todo esto, en la actualidad predomina la idea de que los carbohidratos son los culpables de que engordemos. Aunque es cierto que un exceso de carbohidratos, en ciertas condiciones, puede convertirse en grasa, esto no significa que esa grasa vaya a convertirse en parte de nuestras reservas adiposas ni que engordemos, ya que eso dependerá del «balance energético» en última instancia. Este concepto es muy sencillo pero importante, así que voy a explicarlo.

BALANCE ENERGÉTICO: también conocido como balance calórico, se define como el estado alcanzado cuando la ingesta de energía iguala al gasto energético.

Si comes lo mismo que gastas, el balance es neutro. Si comes menos de lo que gastas, el balance es negativo, es decir, estás en déficit energético. Si comes más de lo que gastas, estás en superávit energético.

ESTATUS ENERGÉTICO	BALANCE	SIGNIFICADO	EFECTO A LARGO PLAZO
Balance energético negativo	Déficit calórico	Comer menos de lo que gastas	Perder peso
Balance energético neutro	Eucalórico o normo-calórico	Comer similar a lo que gastas	Mantener peso
Balance energético positivo	Superávit calórico	Comer más de lo que gastas	Subir de peso

Figura 5: La ingesta y el gasto calórico determinan el balance energético. Si comes más de lo que gastas de forma crónica subirás de peso y viceversa.

Para que los carbohidratos se conviertan en grasa, al menos de forma significativa, el balance energético debe ser positivo (superávit calórico) de forma mantenida y constante en el tiempo. De no ser así, los carbohidratos jamás se acumularán como grasa en nuestro tejido adiposo. Por muchos carbohidratos que ingieras, si tu balance energético es negativo (déficit calórico) no verás un aumento de tu grasa corporal, es más, lo más normal será que pierdas peso. Es fácil de entender: igual que no puedes ahorrar para comprarte un coche si gastas más de lo que ingresas, tampoco puedes almacenar grasa si gastas más calorías de las que comes, al margen de si esas calorías provienen de carbohidratos, proteínas o grasas. De ahí la importancia de la actividad física.

¿Acaso una alta ingesta de carbohidratos se acumulará como grasa de forma significativa en sujetos físicamente activos o deportistas? Esta pregunta tiene fácil respuesta cuando, como en mi caso, han pasado por tus manos cientos de deportistas, algunos de los cuales ingieren cantidades industriales de carbohidratos y tienen un físico excepcionalmente magro. Para que te hagas una idea, los atletas keniatas mantienen una dieta compuesta en casi un 80 % por carbohidratos (Christensen *et al.*, 2002; Onywera *et al.*, 2004). Comen arroz, maíz, frijoles y azúcar por un tubo. Sin embargo, como sabes, tienen un físico delgado y magro. Los ciclistas del Tour de Francia consumen una media de 13 gramos/kilo de carbohidratos al día. Eso equivale a más de 900 gramos al día de carbohidratos para una persona de 70 kilos, es decir, el equivalente a 1,2 kilos de arroz al día o 1 kilo de patatas. En algunas etapas llegan a consumir 18 gramos/kilo de carbohidratos al día, una auténtica burrada (Burke, 2021). No todos somos deportistas de élite ni tenemos ese gasto calórico, pero eso no significa que tengamos que reducir en exceso o eliminar los carbohidratos de nuestra dieta.

Por otro lado, cuando aludimos a «alimentos ricos en carbohidratos», es común que mucha gente piense rápidamente en pan blanco, harinas, azúcar blanco, dulces, bollería, helados, etc. Esto es un error muy habitual. No son lo mismo alimentos integrales ricos en carbohidratos como cereales, tubérculos, frutas o verduras, que productos ricos en carbohidratos refinados y azúcares añadidos. Este aspecto no se puede obviar. No podemos meter en el mismo saco a todos los carbohidratos (tampoco podemos hacerlo con las grasas o con las proteínas).

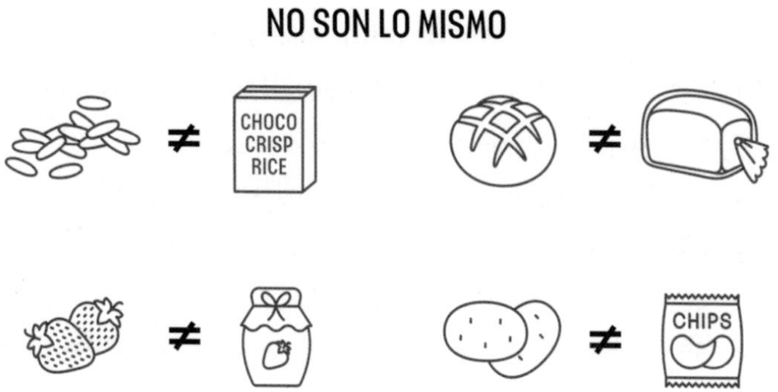

NO SON LO MISMO

Figura 6: No debemos confundir alimentos de calidad ricos en carbohidratos con sus versiones ultraprocesadas.

LOS CARBOHIDRATOS NO ENGORDAN

«Comer carbohidratos engorda», «Los carbohidratos se transforman en grasa», «Comer carbohidratos a partir de las 18.00 engorda». Todas estas afirmaciones tajantes son erróneas. Implican correlación e incluso causalidad, pero por factores indirectos ajenos al propio macronutriente.

Comer carbohidratos engorda solo si el total de tu dieta implica un superávit calórico. Los carbohidratos se transforman en grasa si comes carbohidratos por encima de tus posibilidades, es decir, si tu ingesta excede tu gasto energético diario. No existe una hora a partir de la cual comer carbohidratos engorde más o menos, lo más importante es el balance energético general. El problema no son los carbohidratos en sí, sino el estilo de vida sedentario de la población actual. Esto hace que no dejemos espacio en nuestros músculos para almacenar glucosa (explicaré esto más adelante). Si a eso le añadimos que ingerimos alimentos ultraprocesados ricos en azúcares y grasas de mala calidad, tendremos problemas de sobrepeso, obesidad y patologías metabólicas. Algunos deportistas de élite tienen miedo a comer carbohidratos porque piensan que engordarán, y en cambio muchos sujetos sedentarios consumen carbohidratos y azúcar por encima de sus posibilidades. El mundo al revés.

En cuanto a los carbohidratos hay que tener claro lo siguiente:

1. No todos los alimentos que contienen carbohidratos son iguales. No debemos confundir el concepto de carbohidratos en general con azúcar añadido.
2. El azúcar añadido está presente en la comida rápida y los ultraprocesados, productos que son altos en calorías, ricos en grasas saturadas, grasas trans y sodio. El problema de los ultraprocesados no solo es el azúcar.
3. Lo más importante no es tanto el macronutriente en sí mismo (carbohidratos, proteínas o grasas), sino el alimento que los contiene, así como el resto de los alimentos que conforman la dieta. Esto, junto con la actividad física, determinarán el balance energético o balance calórico.

LA CLAVE: DÉFICIT CALÓRICO

Ya hemos visto que no podemos culpar a las grasas por sí mismas de ser las causantes de que engordemos. Tampoco podemos culpar a los carbohidratos por sí mismos de ser los culpables de que engordemos, ni siquiera al azúcar. Entonces ¿es mejor una dieta baja en grasa o baja en carbohidratos para bajar de peso?

A nivel general, tanto las bajas en grasas como las bajas en carbohidratos son igual de efectivas para perder peso, siempre y cuando la ingesta total de calorías y de proteína sea igual en ambas dietas. De hecho, no hay grandes diferencias entre ambas, ni en la pérdida de peso, ni en la mejora del colesterol, tensión arterial, glucosa en sangre, ansiedad o depresión. Por tanto, ambas estrategias nutricionales tienen un efecto similar en la pérdida de peso y en la salud (Sacks *et al.*, 2009; Foster *et al.*, 2010; Gardner *et al.*, 2018).

¿Y por qué ocurre esto? Pues porque siempre que se genere un déficit calórico continuo, es decir, comer menos de lo que gastas de manera sostenida en el tiempo, perderás peso.

> El déficit energético o déficit calórico es una condición que se tiene que dar sí o sí para perder grasa corporal. Esta es la clave principal del proceso (aunque no la única). Quédate con esto, no busques otras explicaciones alternativas.

Y, como ya supondrás, ha llegado la hora de hablar de las crueles, malvadas y demonizadas calorías. Todos odiamos a las calorías. Son generadoras de ansiedad por doquier, y no solo por su relación con el sobrepeso, la frustración o la salud, sino también por su variabilidad y poca exactitud a la hora de calcular cuánto debemos comer. Se han convertido en un tema tabú. Pero debo decir que hemos vestido a un cordero con piel de lobo.

Las calorías[5] no tienen nada de malo. Son una simple unidad de medida. ¿Acaso tenemos miedo a los litros, a los minutos, a los metros o a los kilómetros? Entonces ¿por qué nos dan miedo las calorías? La energía que ingerimos a través de los alimentos se cuantifica mediante la unidad de medida denominada «caloría». La caloría es la mejor herramienta que tenemos para conocer nuestro balance energético y, a partir de ahí, definir nuestro estatus energético en función del objetivo (déficit calórico para perder peso y superávit calórico para ganarlo). Lo que ocurre es que determinar de manera precisa las calorías que ingerimos y sobre todo las calorías que gastamos es muy complejo y poco preciso. No es algo cien por cien exacto.

Así pues ¿hay que contabilizar las calorías que comemos y que gastamos para perder peso? No necesariamente. Aunque gastar más calorías de las que ingerimos es un hecho que se tiene que dar sí o sí para perder peso, esto no significa que tengamos que saber con exactitud cuántas calorías comemos y cuántas gastamos, ya que ese déficit calórico puede darse de manera inconsciente. Por ejemplo, un día decides perder peso por tu cuenta, sin acudir a un dietista o nutricio-

5. Cuando hablamos de «calorías», realmente hacemos alusión a las «kilocalorías». Sin embargo, el nombre que ha trascendido en la población ha sido simplemente el de «calorías», así que seguiré nombrándolas así en el resto del libro.

nista. Seguro que alguna vez lo has intentado. Lo primero que haces es dejar de comer aquellos alimentos que consideras que engordan por ser altos en calorías, como por ejemplo bollería, alimentos grasos o frituras. A la par, aumentas la ingesta de alimentos menos calóricos, como por ejemplo verduras. Lo más normal es que pierdas peso, al menos al principio o hasta que tus amigos te jodan diciéndote que no merece la pena el esfuerzo y que vayas a comerte una pizza con ellos. Esta pérdida de peso se debe a que, indirectamente, has generado un déficit calórico. Has bajado de peso porque al cambiar el tipo de alimentos has ingerido menos calorías de las que has gastado, aunque no lo hayas calculado conscientemente. Pero no te preocupes, en la dieta que te propondré no tendrás que contar calorías ni nada, ya lo he hecho yo por ti para que directamente puedas elaborar tu dieta para perder peso.

En resumen, debemos entender que el principal factor para perder peso (pero no el único) es crear un déficit en el balance energético, es decir, ingerir menos calorías de las que gastamos. Eso sí, es importante matizar que, aunque el déficit calórico es imprescindible para perder peso, esto no significa que puedas comer cualquier cosa. Los alimentos de donde provengan dichas calorías también importan. No basta con comer menos de lo que gastas para perder peso y mejorar la salud sin que importe qué alimentos eliges. No, para nada. La calidad nutricional es muy importante por muchos motivos, como veremos más adelante.

El objetivo no es perder peso como tal, sino perder grasa y conservar o mejorar la masa muscular, además de robustecer nuestra salud. Por tanto, el reparto de nutrientes y la elección de los alimentos que conforman nuestra dieta no es baladí. Por ello, en capítulos posteriores te enseñaré a determinar cuáles son los mejores alimentos que puedes incluir en tu dieta. Pero antes y llegados a este punto, quizá te estés preguntando que, si no son las grasas ni los carbohidratos, ni siquiera el azúcar, ¿cuál o cuáles son los causantes de que engordemos? Muy sencillo: todos juntos. ¿Qué podemos hacer para evitarlo? Te lo explico en los siguientes capítulos.

2. ¿POR QUÉ ENGORDAMOS?

«A mí me engorda hasta el agua», decía Marta, una amiga de mi madre, y entonces se iniciaba una conversación en el corrillo de amigas en la que debatían posibles soluciones para que Marta gestionara su problema de sobrepeso. Todo esto mientras tomaban café acompañado de una bandeja de repostería a rebosar. Aquí surgían propuestas como tomar infusiones adelgazantes, cenar un yogur, no comer carbohidratos por la noche o tomar algún suplemento para adelgazar.

La mayoría de las conversaciones sobre nutrición, dietas y peso corporal tienen en común muchas cosas. Casi siempre se basan en el «pues a mí me funciona», se exponen argumentos sin ninguna base científica y pocas veces se centran en lo importante. Más bien se enredan en soluciones banales que apenas tienen impacto en nuestra salud o en el control del peso. Nos centramos en pequeñas cosas sin importancia, pero dejamos de ver o valorar otros factores muchísimo más relevantes. Hablar de nutrición sin abordar los aspectos esenciales del tema, como por ejemplo el estatus energético, es decir, cuánto comemos y cuánto gastamos, es una pérdida de tiempo.

Sí, como hemos visto, la causa principal de que engordemos es que ingerimos más calorías de las que gastamos. No son las grasas ni los carbohidratos ni las proteínas en sí, sino todo en conjunto. El balance entre la ingesta y el gasto calórico es el que determina si engordamos o no. Como vemos en el siguiente gráfico, es el exceso de calorías ingeridas lo que se asocia al sobrepeso y la obesidad, no la ingesta de macronutrientes concretos.

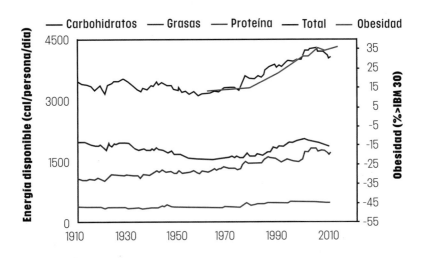

Figura 7: La correlación entre el aumento de la ingesta total de calorías por persona y el aumento de la epidemia de sobrepeso y obesidad es evidente.

A veces ni siquiera somos conscientes de las calorías que ingerimos. Está demostrado que tendemos a subestimar las que ingerimos y a sobrestimar las que gastamos. En otras palabras, comemos más de lo que pensamos y gastamos menos de lo que creemos. Esto sucede, entre otras razones, porque confundimos el valor calórico de los alimentos con su calidad. Asociamos las calorías de un alimento con su impacto en la salud. Por eso, a veces calificamos productos poco calóricos como buenos, aunque no sean muy recomendables, o calificamos como saludables otros que, pese a serlo, deberíamos controlar debido a su alto aporte calórico.

Te propongo un juego. En la siguiente imagen vemos tres tipos de desayunos o meriendas. Clasifica los tres por orden de mayor a menor en función de las calorías que creas que tienen. Anota el resultado.

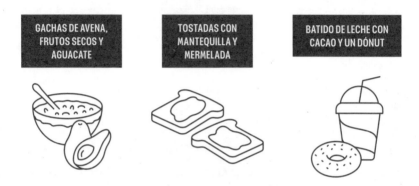

Figura 8: ¿Cuál de estos desayunos te parece más calórico?

Seguramente habrás colocado las gachas de avena y compañía en tercer lugar, ya que, al ser comida saludable no procesada, la asociamos con un menor aporte calórico. Sin embargo, como vemos abajo, el aporte calórico y de macronutrientes es similar al de los otros dos desayunos. ¿Significa esto que da igual la calidad de los alimentos y que solo importa su aporte calórico? No, en absoluto, ya que su efecto en nuestro organismo variará según la matriz nutricional del alimento.

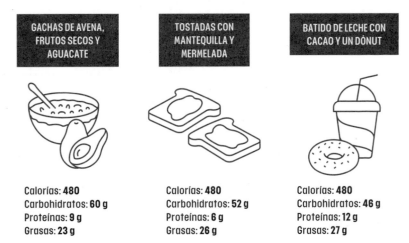

GACHAS DE AVENA, FRUTOS SECOS Y AGUACATE	TOSTADAS CON MANTEQUILLA Y MERMELADA	BATIDO DE LECHE CON CACAO Y UN DÓNUT
Calorías: **480**	Calorías: **480**	Calorías: **480**
Carbohidratos: **60 g**	Carbohidratos: **52 g**	Carbohidratos: **46 g**
Proteínas: **9 g**	Proteínas: **6 g**	Proteínas: **12 g**
Grasas: **23 g**	Grasas: **26 g**	Grasas: **27 g**

Figura 9: Cantidad de calorías totales, carbohidratos, proteínas y grasas de los tres desayunos.

Por otro lado, alimentos saludables como los frutos secos, el aceite de oliva virgen, el coco o el aguacate son muy calóricos y, aunque su consumo es recomendable, no debemos abusar de ellos si pretendemos perder peso, ya que su aporte energético sumado al resto de nuestra dieta diaria puede ser excesivo.

En definitiva, el exceso en la ingesta calórica y el defecto en el gasto energético son los principales culpables de que engordemos. Si el balance energético es positivo de manera crónica, es decir, si comemos más de lo que gastamos, ganaremos peso. Si, por el contrario, el gasto de energía a través de nuestro metabolismo basal y de nuestra actividad física es mayor que la ingesta de energía, perderemos peso. Dicho así, parece muy sencillo, pero seguramente sea uno de los procesos más complejos y difíciles de determinar en la fisiología humana. Pero ¿por qué comemos más calorías que antes? ¿Y por qué gastamos menos? Intentaré ayudarte a comprender por qué ingerimos más calorías que nunca en nuestra historia y por qué nos movemos menos ahora que en todo nuestro pasado evolutivo. Solo sabiendo por qué ocurre esto dispondremos de herramientas para solucionarlo. Sigue leyendo.

¿POR QUÉ COMEMOS MÁS CALORÍAS? LOS ULTRAPROCESADOS

En las últimas décadas, el desarrollo y el bienestar han ido acompañados de un aumento de la disponibilidad de alimentos por habitante en los países desarrollados, que se ha triplicado. Esto tiene una relación directa con el aumento de peso de la población de dichos países. Sí, comemos muchas más calorías que antes y gastamos menos. Por tanto, una mayor disponibilidad de energía a través de la ingesta de alimentos es un importante impulsor de la epidemia de sobrepeso que sufre la población.

Por otro lado, la calidad de muchos de los alimentos y productos que ingerimos es pésima. Los ultraprocesados son los grandes protagonistas de todo esto. Los ultraprocesados, productos alimenticios fabricados por la industria alimentaria a partir de multitud de compuestos, aportaron casi el 60 % de las calorías consumidas por los estadounidenses entre 2007 y 2012. Las cifras son similares en Canadá o Reino Unido, y están aumentando rápidamente en todo el mundo. Un estudio realizado en 19 países europeos concluyó que una media del 26,4 % de las calorías adquiridas en los hogares provenían de ultraprocesados (Monteiro *et al.*, 2018). Se calcula que los ultraprocesados representan el 20,3 % de las calorías ingeridas por las familias españolas. Los ultraprocesados han contribuido de manera sustancial a que la población engorde por diferentes motivos:

- **Son alimentos muy altos en calorías pero con baja densidad nutricional** (baja en nutrientes esenciales). La comida rápida y los ultraprocesados proporcionan una ingesta masiva de calorías, puesto que suelen ser altos en grasas saturadas, grasas trans o azúcar. De hecho, la mayor parte del azúcar que ingerimos procede de los productos ultraprocesados. Muchos de ellos, incluso los que no son dulces, contienen azúcares añadidos. Un ejemplo claro son algunas salsas o el tomate triturado. Se añade azúcar a alimentos salados como corrector de acidez y conservante.

  Cuando consumimos ultraprocesados de tipo bollería o dulces, somos conscientes de su alto contenido en azúcar: su sabor los delata. Sin embargo, ignoramos que lo pernicioso de estos productos no es solo el azúcar. No solo contienen grandes cantidades de azúcares añadidos, sino que además contienen altas proporciones de grasas de mala calidad, grasas trans y otros compuestos que los convierten en una bomba calórica.

  Pero el problema de los ultraprocesados va más allá de su exceso de calorías: suelen contener niveles altos de sal mientras que apenas aportan vitaminas, minerales, antioxidantes y nutrientes de calidad. Resumiendo, en la mayoría de los ultraprocesados nos encontramos con gran cantidad de calorías, nutrientes de mala calidad y muy poco o ningún aporte de micronutrientes (vitaminas y minerales).

- **No sacian.** Los ultraprocesados y la comida basura tienen un bajo índice de efecto saciante, es decir, no nos quitan el hambre. Cuando comemos suficiente, nuestro organismo manda señales al cerebro para notificarle que cese el hambre. Ya estamos llenos, es suficiente. Sin embargo, los ultraprocesados apenas sacian, por lo que, a pesar de la gran cantidad de calorías que nos proporcionan, tenemos la sensación de haber comido poco. Seguimos con hambre. La densidad calórica de la comida real suele ser más baja que la densidad calórica de los ultraprocesados. Esto significa que, en general, la comida real sin procesar tiene menos calorías por cantidad de producto que la comida ultraprocesada. Además, la comida real sacia mucho más por su alto contenido en fibra, por ejemplo.

- **¿Son adictivos?** La comunidad médica y científica continúa debatiendo sobre este tema, aunque algunos estudios parecen indicar que los alimentos ultraprocesados, sobre todo los que son ricos en grasas y azúcares, pueden generar adicción en mayor medida que la comida real, ya que potencian la liberación de dopamina en el cerebro. Esto puede resultar en una mayor motivación para adquirir y comer estos alimentos y, en algunas personas, podría conducir a conductas alimentarias similares a las de la adicción. Aun así, los investigadores concluyen que para que se cree una adicción a la comida tienen que darse un conjunto de factores (genéticos, psicológicos, etc.) que predispongan a ello.

- **Marketing y publicidad.** A los puntos anteriores hay que añadir la publicidad engañosa que rodea a los ultraprocesados y que sabotea nuestro raciocinio. Pongamos un ejemplo: para que legalmente se pueda etiquetar un producto como «light» tiene que tener un 30 % menos de calorías que su versión original. Pero aunque se reduzca un 30 % de calorías de un producto ultraprocesado hipercalórico como la mayonesa, seguirá teniendo una altísima cantidad de calorías. Además, las etiquetas «Sin azúcares añadidos», «Bajo en grasas» o «0 % azúcar» inducen a confusión. Muchos productos «bajos en grasa» tienen una alta cantidad de azúcares y productos «0 % azúcares» están cargados de grasas. Todo esto nos lleva a pensar que ese tipo de comida es saludable, porque lo dice en el envase, y a consumirla sin reservas.

- **Comodidad y precio.** Cada vez recurrimos más a estos productos ultraprocesados, en ocasiones por desconocimiento o por falta de información. Pero hay muchas otras razones: están listos en poco tiempo y son fáciles de preparar, duran mucho más, son más fáciles de encontrar y, por lo general, son bastante más baratos.

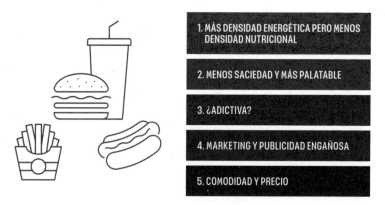

1. MÁS DENSIDAD ENERGÉTICA PERO MENOS DENSIDAD NUTRICIONAL

2. MENOS SACIEDAD Y MÁS PALATABLE

3. ¿ADICTIVA?

4. MARKETING Y PUBLICIDAD ENGAÑOSA

5. COMODIDAD Y PRECIO

Figura 10: Principales motivos por los cuales actualmente existe una alta demanda y consumo de productos ultraprocesados y por qué nos hacen engordar.

¿CÓMO PODEMOS SABER QUÉ ALIMENTOS SON ULTRAPROCESADOS Y CUÁLES NO?

Interpretar etiquetas de alimentos es todo un desafío cuando se trata de alimentos ultraprocesados. La industria alimentaria usa cuanto está en su mano para disimular la composición real de sus productos, valiéndose de los pequeños vacíos legales. Pero no te preocupes, te ayudaré para que hagas una compra saludable. Por norma, es fácil distinguir los ultraprocesados en el supermercado, porque tienen una lista kilométrica de ingredientes. Las palabras «azúcar» (o derivados del azúcar), «grasas parcialmente hidrogenadas» (grasas trans), sal, aceites vegetales y multitud de aditivos abundan en sus etiquetas.

LASAÑA DE CARNE A LA BARBACOA

Plato precocinado ultracongelado.
Ingredientes: Agua, **leche** pasteurizada, carne de pollo (14 %), sémola de **trigo**, salsa barbacoa (8 %) (tomate, azúcar, almidón modificado de maíz, vinagre de alcohol, sal, producto alimenticio colorante [concentrado de manzana, zanahoria, hibisco, melaza], aroma de humo, cayena), harina de **trigo**, aceite de girasol, **queso**, carne de vacuno (2 %), vinagre de vino, concentrado de tomate, caramelo, almidón modificado, azúcar, sal, gelatina, clara de **huevo** en polvo, gluten de **trigo**, aroma de humo. Puede contener trazas de: **crustáceos, pescado, soja y moluscos.** Sin grasas hidrogenadas. Sin colorantes artificiales.

Figura 11: Ejemplo de etiqueta de un producto ultraprocesado.

Pero vamos a ir un poco más allá, voy a proporcionarte una de las mejores herramientas para mejorar tu dieta. Vas a aprender a interpretar las etiquetas de los alimentos para lograr que tu cesta de la compra sea de mucha más calidad. Vamos con ello.

Consejos para interpretar el etiquetado de los alimentos

- Lo primero es mirar la ración de consumo. Los valores nutricionales en los alimentos suelen darse referidos a 100 gramos o 100 mililitros de producto, pero la ración normal de consumo puede ser muy superior o inferior. Lo habitual es que también aparezca el valor nutricional por ración, por ejemplo, 30 gramos de producto en caso de unos cereales o 200 mililitros de producto en el caso de un batido de chocolate. Pero, ojo, muchas veces la ración de consumo estipulada por el fabricante no es la que consumimos. Por ejemplo, si vemos el valor nutricional de un batido de cacao por cada 100 mililitros, quizá no nos parezca un mal alimento, pero hay que tener en cuenta que una unidad contiene 200 mililitros o más. Por el contrario, si vemos el valor nutricional de la miel por cada 100 gramos, nos puede parecer altísimo en azúcar, pero nos bastaría con 5 o 10 gramos para endulzar un vaso de leche.

- Los ingredientes de cualquier producto alimenticio se redactan en orden decreciente en función de la cantidad. Los que aparecen en los primeros lugares son los que el producto contiene en mayor cantidad. Por tanto, si un pan se vende como pan de centeno, la harina de centeno debe figurar en el primer lugar. Si la lista de ingredientes comienza con «harina de trigo» y continúa con «harina de centeno», se trata de un pan de trigo normal que lleva algo de harina de centeno, aunque lo publiciten como «pan de centeno». Lo mismo ocurre si el pan es integral. El primer ingrediente debe ser «harina integral de...» y a continuación el tipo de cereal con el que está hecho el pan (trigo, centeno, espelta, etc.). A veces combinan varios cereales en el mismo pan, pero siempre asegúrate que en todos ellos ponga «harina integral». Si mezcla harina integral con harina normal, ya sabes que no se trata de un pan cien por cien integral, aunque esto tampoco significa que sea malo.

- Lo ideal es que contenga pocos ingredientes. Que tenga pocos ingredientes nos dice que, en general, se trata de un alimento poco procesado más cercano a «lo natural». Los alimentos con un solo ingrediente no están obligados a llevar esta lista.

- Ojo con los diferentes tipos de azúcar. Hay muchos y con diferentes nombres. Si en la etiqueta lees jarabe de maíz, dextrosa, maltosa, glucosa, sacarosa, fructosa, miel de caña o concentrados de zumos de frutas es que lleva «azúcar añadido».

- Presta especial atención al contenido de grasas saturadas y grasas trans. Estas últimas también pueden denominarse «grasa parcialmente hidrogenada», y es la más perjudicial para la salud. Es de origen vegetal, lo que puede confundirnos y hacernos creer que es saludable. Igual pasa con el aceite de palma, que también es de origen vegetal y no es muy recomendable. Cuando en la etiqueta pone «aceite vegetal», rara vez es aceite de oliva virgen extra o aceite de coco.

- No te dejes impresionar por el marketing. En la etiqueta pueden destacar palabras como «natural», «light», «sin azúcares» o «alto en fibra», pero ser un producto poco recomendable o solo de consumo ocasional. Puede que el producto en cuestión no tenga nada de natural, que sea light pero siga siendo alto en calorías, que no tenga azúcares pero sea alto en grasa y viceversa, o que sea alto en fibra pero alto también en azúcar, por poner unos ejemplos.

¿SIGNIFICA ESTO QUE NO DEBEMOS CONSUMIR NINGÚN ALIMENTO PROCESADO?

No, no estoy de acuerdo con la prohibición de comer cualquier cosa procesada. No todos los procesados son iguales. Algunos no perjudican la salud y son perfectamente válidos para introducirlos en nuestra dieta, aunque nuestro objetivo sea perder peso. Son los que denominamos «buenos procesados», como por ejemplo el aceite de oliva virgen extra, algunas conservas o alimentos enlatados, las legumbres en bote y muchos otros. Es más, ni siquiera el consumo puntual y controlado de algunos ultraprocesados no muy saludables representa un serio problema. Aquí es cuando piensas que me he vuelto loco. No, no me he vuelto loco. No me juzgues aún. Sigue leyendo: más adelante entenderás el problema de las dietas rígidas en comparación con las dietas flexibles. Pero vamos paso a paso. Sigamos por donde íbamos.

Para que entiendas mejor las categorías de procesado de los alimentos explicaré de manera clara y sencilla qué criterios se siguen para clasificarlos. Además, te dejo una imagen de ejemplo de lo que serían alimentos reales, buenos procesados y no tan buenos ultraprocesados. Los alimentos se clasifican según el grado de procesamiento industrial que sufren. Van de menos a más procesados.

- **Productos mínimamente procesados** que se pueden encontrar en el supermercado (frutas, vegetales, algunos productos cárnicos y pescados, etc.).
- **Alimentos procesados:** en esta categoría encontramos algunos productos aceptables (algunos enlatados y conservas de productos cárnicos, pescado, verduras, legumbres cocidas, etc.).
- **Ultraprocesados.** No todos son iguales, pero la gran mayoría son poco o nada recomendables; algunos son directamente una basura industrial.

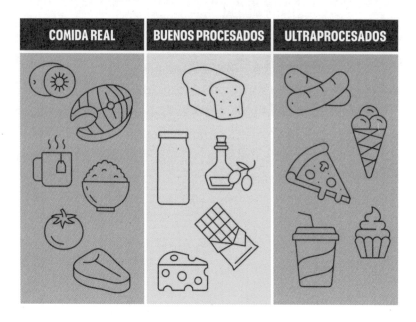

Figura 12: Clasificación de los alimentos según su nivel de procesado.

Se suele atacar a la industria alimentaria por usar ingredientes baratos y de mala calidad en sus productos alimenticios sin tener en cuenta la salud del consumidor y por emplear un marketing engañoso que confunde a la población. Si bien es cierto que existen motivos para estar enfadado con ella, también lo es que, gracias a los avances en tecnología alimentaria, hoy comemos más seguros que nunca. No confundas seguridad alimentaria con alimentación saludable. Con seguridad alimentaria me refiero a que ingerimos alimentos con la garantía de que están libres de bacterias y otros patógenos que pueden provocar intoxicaciones, enfermedades o incluso la muerte.

Ya he explicado por qué comemos más calorías que nunca. Pero esto es solo una parte de la ecuación. Por mi consulta han pasado deportistas de élite delgados que consumían 5.000 calorías y aun así bajaban de peso. Tenía que ingeniármelas para aumentar su ingesta calórica sin que se saciaran demasiado porque si no era imposible que ingirieran toda la comida que necesitaban para rendir. No es solo lo que comemos, sino también lo que gastamos. Vamos a ver qué ocurre con el gasto energético. Una cosa tengo clara, te vas a sorprender cuando leas el siguiente apartado. No todo es como te lo han contado.

¿POR QUÉ GASTAMOS MENOS CALORÍAS? EL *HOMO* SEDENTARIO

Lo queramos o no, estamos genéticamente diseñados para movernos. Somos lo que yo llamo «movement animals», animales de movimiento. Hace miles de años, el entorno y el estilo de vida forjaron y modularon nuestros genes para que fuéramos físicamente activos. Desde la aparición del género *Homo*, hace más de dos millones de años, hasta la revolución agrícola de hace unos diez mil años, nuestro genoma, que determina nuestra anatomía y fisiología básicas, no experimentó grandes cambios. Esto significa que durante cientos de miles de años nuestro estilo de vida apenas cambió y siguió condicionado por un genoma prácticamente inalterado. Pero las cosas han cambiado: en unos pocos miles de años (en términos evolutivos eso no es nada) y nuestro estilo de vida ha cambiado drásticamente, pero nuestros genes siguen casi igual que hace millones de años.

Estos cambios en nuestro estilo de vida se han producido tan deprisa que no hemos podido adaptarnos genéticamente a ellos. Nuestros genes se siguen correspondiendo con los patrones de actividad física de antaño, no con los actuales. Por tanto, los requisitos de actividad física para los seres humanos actuales siguen siendo muy similares a los que la selección natural eligió para nuestra supervivencia.

El paso brusco de un estilo de vida de gran exigencia física a otro de escasa actividad física es el origen de muchas de las enfermedades crónicas de nuestros días. La alimentación, la prosperidad, el desarrollo industrial, las máquinas y la tecnología han sustituido buena parte de la actividad física del ser humano. Y es que hemos pasado de ser cazadores-recolectores siempre en movimiento a ser consumidores sedentarios.

Cualquiera de las tribus de cazadores-recolectores que habitan hoy en nuestro planeta es el mejor ejemplo de cómo era nuestro estilo de vida ancestral.[6] Sus integrantes mantienen una actividad física intensa, aunque no tanta como podríamos pensar. Me explico. A pesar de su alta actividad física, su gasto energético no es muy elevado. De hecho, no presentan de media gastos energéticos mucho mayores que cualquiera de nosotros.

Staffan Lindeberg, un médico sueco que estudió a la tribu de los kitavas, en el Pacífico Sur, concluyó que el gasto calórico medio de los kitavas era similar al de un hombre de actividad moderada en Occidente. A una conclusión similar llegó el biólogo y antropólogo Herman Pontzer con respecto a

---

6. A lo largo del libro verás que hablo mucho del estilo de vida de nuestros ancestros hace millones de años. También hablo de algunas tribus de cazadores-recolectores que habitan actualmente en diferentes regiones del mundo, pero que conservan un estilo de vida igual al de hace millones de años. El hecho de mencionarlos se debe a que son el mejor ejemplo para analizar el impacto de la alimentación y el estilo de vida en la salud. Son poblaciones que se mantienen delgadas y que no sufren la mayoría de las enfermedades metabólicas típicas del siglo XXI. Su esperanza de vida ronda los 68-78 años, muy similar a la esperanza de vida en países desarrollados, pese a que carecen de medicamentos y sistemas sanitarios (Gurven y Kaplan, 2007). Suelen morir por infecciones, enfermedades contagiosas, traumatismos o violencia entre grupos, pero apenas hay casos de muertes por diabetes, cáncer, enfermedad cardiovascular, etc. No se trata de replicar la alimentación de estas tribus, porque no es posible ni necesario, pero estudiar y analizar su estilo de vida nos da mucha información sobre cómo mejorar la salud y prevenir el sobrepeso.

la tribu de los hadzas, cazadores-recolectores de Tanzania, cuyo gasto energético es similar al de la persona promedio de la actualidad.

El hecho de que sean tribus activas no quiere decir que se pasen el día corriendo o saltando. Al igual que nuestros antepasados y debido a su estilo de vida exento de comodidades, solo se mueven para lo indispensable. En un entorno donde cuesta mucho conseguir energía para sobrevivir, no tiene ningún sentido calzarse unas zapatillas y salir a correr solo por correr por la montaña. ¡Menudo desperdicio de energía, con lo que cuesta conseguir alimentos! De hecho, los cazadores-recolectores pasan largas horas tumbados o sentados, hablando o haciendo trabajos sedentarios. Pero cuando cazan, buscan frutos, van por agua o actividades por el estilo pueden llegar a recorrer más de 12 kilómetros diarios. Están en forma.

Si lo llevamos en los genes, ¿por qué ahora nos cuesta tanto realizar actividad física y ejercicio? Esto se debe principalmente a dos cosas.

La evolución no nos hizo para correr, sino para andar. Por ello, el instinto, siempre sabio, nos aplaude cuando descansamos y nos recuerda que debemos ahorrar energía, porque gastamos muchísima. En comparación con otros mamíferos, es posible que los seres humanos hayamos evolucionado para ser especialmente reacios a hacer ejercicio. A casi todo el mundo, incluidos los deportistas, le cuesta hacer ejercicio. Estamos adaptados para realizar mucha actividad física ligera, una cantidad razonable de actividad física moderada y, ocasionalmente, una actividad física intensa. Todas tienen su lugar. De ahí que nos sea más fácil caminar que correr y nos cueste llevar el cuerpo al máximo mucho tiempo o muchas veces a través del ejercicio (Lieberman, 2021). A pesar de esto, debemos incorporarlo a nuestra vida sí o sí. La actividad física y el ejercicio son imprescindibles para controlar nuestro peso corporal y mantenernos sanos.

Y aquí viene la parte que no quieres leer. La actividad física y el ejercicio moderados, no «queman» tantas calorías como te imaginas. Sí, es la realidad. El gasto energético de personas físicamente activas o que hacen ejercicio moderado es más elevado que el gasto energético de una persona sedentaria, pero tampoco tanto (a no ser que seas un deportista avanzado o de élite que entrena muchas horas cada día). Por otro lado, cuando estamos en déficit calórico, se produce cierto estancamiento en el gasto calórico inducido por la actividad física. Esto significa que cuando comemos menos, gastamos menos calorías al movernos. Me explico: cuando nuestro cuerpo detecta que no le estamos dando suficiente energía a través de la comida, se pone en «modo ahorro» y comienza a gastar menos cuando se mueve. Por este motivo, cuando buscamos perder grasa y creamos un déficit calórico restringiendo las calorías que ingerimos, el aumento del gasto energético inducido por la actividad física crece de manera significativa y lineal al comienzo de esta, pero rápidamente se estanca. Nuestro organismo se adapta a la actividad física y reduce el gasto energético que esta produce a medida que la incrementamos. Sí, tu gasto energético no aumenta de manera proporcional a tu actividad física, sino que se estanca conforme aumenta la actividad y alcanza una especie de «meseta». Esto se denomina «gasto de energía restringido». Este concepto fisiológico implica que el gasto de energía total aumenta con la actividad física a niveles bajos de actividad, pero se estabiliza en niveles de actividad física más alta (Pontzer *et al.*, 2016).

En la siguiente imagen ejemplifico la diferencia entre el modelo clásico de gasto energético por actividad y el «gasto de energía restringido» que propone Pontzer. El gráfico de la izquierda representa el modelo clásico de relación entre el gasto calórico y la actividad física. A medida que aumentamos la actividad física, aumenta proporcionalmente el gasto calórico. A la derecha se representa el modelo de «gasto energético restringido». Cuando estamos en déficit calórico, a medida que aumenta la actividad física, el gasto energético derivado de ella no aumenta proporcionalmente, sino que alcanza un punto meseta donde se mantiene o aumenta más lentamente.

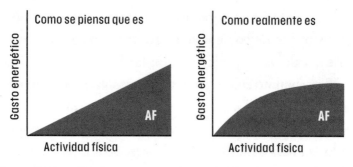

Figura 13: El modelo de «gasto energético restringido» de Pontzer refuta el modelo clásico de relación entre el gasto calórico y la actividad física.

Según el biólogo Herman Pontzer y su equipo de investigación, la explicación fisiológica de este hecho es que cuando aumentamos la actividad física y superamos cierto umbral, nuestro organismo se adapta y restringe la energía para otros procesos del organismo, con lo que disminuye nuestro gasto calórico.[7] Otros estudios muestran que cuando estamos en déficit calórico la actividad física requiere menos gasto de calorías debido a una mayor eficiencia muscular y biomecánica del movimiento, de manera que quemamos menos calorías de las que quemaríamos si el balance energético fuese neutro o positivo (Fernández-Verdejo *et al.*, 2021). Es importante recalcar que las investigaciones confirman que este estancamiento en el gasto calórico por actividad a medida que aumentamos la actividad física solo ocurre cuando el balance energético es negativo, es decir, cuando estamos en déficit calórico, pero no parece darse cuando el balance energético es neutro o estamos en superávit calórico (Willis *et al.*, 2018; Willis *et al.*, 2022).

Sí, sé que te estarás preguntando: «¿Para qué voy a hacer más ejercicio para perder grasa si el gasto calórico se estanca a medida que lo aumento?». Todo lo contrario, el incremento en el gasto energético de la actividad física es crucial, mucho más de lo que puedas imaginar. De hecho, la actividad física es fundamental no solo para perder grasa, sino para no recuperar el peso perdido. Sí, el «gasto de energía restringido» es uno de los motivos por los que acabamos estancándonos cuando queremos perder peso. Pero puedes secarte las lágrimas, ya que tengo buenas noticias para ti. Más adelante te explicaré cómo solucionar este problema si llega el punto en el que te estancas en tu proceso de perder grasa.

---

7. Pontzer habla de reducciones en las hormonas tiroideas (que regulan el metabolismo) y de una supresión parcial en la actividad de las células del sistema inmune (inmunosupresión), siendo esto un ejemplo de por qué el sobreentrenamiento lleva a un aumento de las infecciones del tracto respiratorio superior en atletas (Klasson *et al.*, 2022).

GASTO ENERGÉTICO

Tendría unos diez años cuando entré en la consulta del pediatra de la mano de mi madre. Yo no lo recuerdo mucho, pero ella me lo ha contado varias veces con pelos y señales. Mi madre estaba preocupada por mí porque, aunque comía bien, incluso bastante para mi edad, no ganaba peso. Siempre fui un niño muy delgado que comía con gusto de todo.

Mientras mi madre compartía con el pediatra su preocupación por mi bajo peso, por lo visto yo no paraba de saltar, correr, rodar por el suelo haciendo la croqueta y tocarlo todo. El pediatra, que escuchaba con atención a mi madre, me miraba con una sonrisa que la descolocó.

—¿Cree usted que mi hijo tiene algún problema? —le preguntó al pediatra cuando finalizó su argumentación.

—Señora, su hijo está sano; lo único que tiene es que es un manojo de nervios.

Tras varias pruebas que no recuerdo bien y que pretendían tranquilizar a mi madre, salimos de la consulta cogidos de la mano mientras yo seguía dando brincos cual acróbata del Circo del Sol.

En esa época no existían los ordenadores portátiles ni las videoconsolas ni los móviles, ni siquiera había internet. Jugábamos a juegos populares en la plaza del pueblo, estábamos en constante contacto con la naturaleza, íbamos a todas partes en bicicleta y pasábamos las tardes jugando con la pelota. Si a toda esta actividad le sumamos que siempre fui un niño inquieto y nervioso, estaba más que justificado que mi peso fuera bajo y que tuviera el cuerpo magro.

En la ecuación del balance energético, el gasto energético,

es decir, las calorías que «quemamos» es el otro gran protagonista. Calcular dicho gasto de una manera precisa es imposible.[8] Es un proceso complejo en el que intervienen muchos factores. Por ejemplo, a mayor tamaño, mayor es el gasto energético de la persona. Esto, junto con lo expuesto en el apartado anterior, explica en parte por qué los cazadores-recolectores tienen un gasto energético similar al nuestro pese a ser físicamente más activos. Por norma, los miembros de estas tribus son de estatura más baja y de menor envergadura que la mayoría de los pobladores de los países desarrollados.

Por otro lado, no solo importa el tamaño en sí, sino también la cantidad de grasa corporal y músculo que tiene cada persona. El muscular es un tejido metabólicamente activo. Consume muchas más calorías que el tejido graso. Por eso las personas con más masa muscular y menos grasa tienen un mayor gasto energético. Esto explica también por qué las mujeres suelen tener un gasto energético inferior al de los hombres. Debido a su composición corporal genética, las mujeres poseen menos músculo y más grasa que los hombres.

Además, el gasto energético no es estático, no es un número fijo y constante. Es dinámico y va cambiando en función de muchos factores. Por ejemplo, cuando sufrimos una infección vírica, nuestro sistema inmune se activa y consume energía, por lo que el gasto calórico aumenta. Este es el motivo por el cual perdemos peso cuando pasamos una gripe con

8. En la actualidad existen pulseras de actividad y relojes que estiman nuestro gasto energético. Sin embargo, hasta la fecha, estos dispositivos están lejos de ser precisos. En este estudio (Shcherbina, *et al.*, 2017), ninguno de los dispositivos analizados bajó de un 20 % de error en la medida del gasto energético. Quizá en un futuro sean más precisos.

fiebre alta. El gasto calórico también varía en función del estrés o de las hormonas. Incluso se correlaciona con la propia ingesta calórica, es decir, que mientras menos comes, menos gastas. En los capítulos finales del libro explico por qué ocurre esto y cómo solucionarlo.

Aunque, como digo, es muy difícil determinar el gasto energético corporal de cada uno, existen métodos y ecuaciones que nos proporcionan aproximaciones bastante más precisas que los dispositivos tecnológicos que se comercializan.

Cuatro componentes determinan principalmente tu gasto energético:

- **Metabolismo basal.** Por metabolismo basal entendemos toda esa energía (calorías) que gastamos en reposo, es decir, la energía que nuestro organismo consume para mantenerse vivo, aunque no nos movamos siquiera. Este metabolismo basal representa más del 50 % de las calorías que gastamos durante el día.
- **Actividad física y ejercicio físico.** Al metabolismo basal tenemos que sumarle la energía que gastamos al movernos. Para ello, tenemos que diferenciar entre actividad física y ejercicio físico:
  - Actividad física (NEAT) es la energía que gastamos por todo aquello que hacemos en nuestra vida diaria que no es dormir, comer o hacer ejercicio. Es la energía que gastamos caminando hasta el trabajo, mecanografiando, realizando trabajos en el jardín o emprendiendo labores agrícolas entre otros ejemplos. Es espontánea y no controlada.

- Por ejercicio físico entendemos cualquier actividad física de moderada o alta intensidad que se hace de manera programada, repetitiva y controlando su duración e intensidad. Puede ser una clase de ciclo *indoor* en tu gimnasio, entrenamiento con pesas o práctica de algún deporte concreto.

  Aunque tanto la actividad física como el ejercicio físico deben estar presentes en nuestra vida, la primera induce un mayor gasto energético que el segundo.

- **Efecto térmico de los alimentos.** Por último, tenemos que tener en cuenta el gasto por «efecto térmico de los alimentos», que no es más que la energía que empleamos en hacer la digestión, pero de esto ya hablaremos.

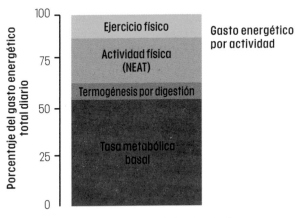

Figura 14: Representación básica por sectores de los principales componentes involucrados en el gasto energético de nuestro organismo.

Como vemos en el gráfico, tanto la actividad física como el ejercicio físico representan aproximadamente un 40 % del gasto energético total diario, lo cual, pese a ser menor que el metabolismo basal, es determinante a la hora de establecer el balance energético.

EJERCICIO *VS* ACTIVIDAD FÍSICA

Como he dicho, no es lo mismo actividad física que ejercicio físico. Seguramente no conocías la diferencia entre ambos, aunque esta fue descrita en 1985. Tener clara esta diferencia es importante en la vida cotidiana y nos ayuda a entender mejor cuál es nuestro comportamiento físico real y nuestro gasto energético aproximado. En función de la cantidad de actividad física y ejercicio que haga la persona, podemos clasificarlas en cuatro subtipos:

Sedentary Exercisers

Por ejemplo, hay personas que pasan todo el día sentadas, trabajando delante de un ordenador, en una oficina o estudiando para unas oposiciones. Sin embargo, al acabar su jornada laboral, muchas de ellas van al gimnasio a entrenar, salen a correr o practican algún deporte. Este es mi caso personal, ya que paso muchas horas al día trabajando sentado, pero luego voy al gimnasio o salgo a correr por la tarde. Por tanto, en estos casos, ¿somos sedentarios o somos personas físicamente activas?

Atendiendo a las definiciones anteriores, podemos decir que estamos ante personas sedentarias que hacen ejercicio físico. En inglés se nos conoce como «Sedentary Exercisers». Debido a mi trabajo, yo siempre digo que soy un sedentario que entrena. Es importante saber esto por varios motivos.

1. Aunque somos sujetos que entrenamos, nuestro gasto energético diario será bajo, ya que pasamos muchas horas sentados. Recuerda que la actividad física diaria «quema» más calorías que el ejercicio físico. Por tanto, no necesitamos una ingesta energética elevada.

2. Aunque entrenemos, lo cual no solo aumenta algo el gasto energético, sino que mejora mucho nuestra salud y nuestra composición corporal, puede no ser suficiente a largo plazo para tener una salud óptima.

COMPORTAMIENTO SEDENTARIO: cualquier comportamiento de vigilia caracterizado por un gasto energético mínimo mientras se está sentado o tumbado. El término «inactivo» se suele usar para describir a individuos que están realizando cantidades insuficientes de actividad física de intensidad moderada a intensa (es decir, que no cumplen con las pautas específicas de actividad física).

Light Movers

Por otro lado tenemos a los sujetos físicamente activos que no entrenan. Muchas personas tienen trabajos físicamente activos, pero no hacen ejercicio. Por ejemplo, los comerciales a puerta fría, los obreros de la construcción, los carpinteros, etc. Estas personas que son activas pero que no hacen ejercicio, se conocen en inglés como «Light Movers». La particularidad de este colectivo es que, pese a tener un gran gasto energético diario, no llegan a beneficiarse de aquello que nos aporta el ejercicio físico intenso. A la hora de optimizar nuestra salud, necesitamos aplicar cierta intensidad y estímulo muscular. No podemos pensar que por caminar 10.000 pasos diarios ya estamos haciendo todo lo posible por nuestra salud (Quist *et al.*, 2022). Caminar no es suficiente, al menos para la gran mayoría. Debemos realizar actividades de intensidad moderada-alta; aplicar dicha intensidad es clave si queremos beneficiarnos de las bondades del ejercicio. Entrenar, hacer ejercicio, no es algo negociable; busca un hueco en tu apretada agenda para ello.

Busy Bees

Por otro lado, están los que tienen una alta actividad física y además entrenan. En inglés se conocen como «Busy Bees». Estas personas tienen una alta demanda energética, es decir, gastan muchas calorías diariamente. Un ejemplo de esto sería un bombero o un deportista de élite.

Couch Potatoes

Por último, en el polo opuesto a los anteriores, están las personas que tienen una baja actividad física y no entrenan. En inglés se les conoce como «Couch Potatoes». Estas personas inactivas y sedentarias tienen un gasto energético muy bajo, por lo que, a la mínima que coman más de la cuenta, engordarán. Si eres un «couch potatoe», no es que tengas un metabolismo lento, no es que tengas facilidad para engordar, es que necesitas moverte mucho más.

Pero no te preocupes, no estás solo. En la sociedad actual, con las comodidades típicas del siglo XXI, este perfil es el más abundante. Es curioso que en la sociedad actual hayamos demonizado nutrientes como los carbohidratos, las grasas, el gluten o el azúcar, pero hayamos normalizado estar todo el día sentado en el sofá, jugando a videojuegos y viendo Netflix. Esto es mucho más «antinatural» y va mucho más en contra de nuestra herencia evolutiva que cualquier alimento que podamos comer. Las pantallas han sustituido a los juegos populares, la naturaleza y la bicicleta de antaño.

Categorías de comportamiento mutuamente excluyentes		Nivel de sedentarismo	
		bajo	alto
Nivel de actividad física	activo	Busy Bees	Sedentary Exercisers
	inactivo	Light Movers	Couch Potatoes

Figura 15: Clasificación de personas en función de sus niveles de actividad física y ejercicio físico.

¿Con cuál de estos perfiles te sientes más identificado? Sé sincero contigo.

EMPEZANDO EL CAMBIO

Tal vez ahora mismo pienses que estás jodido, que tu trabajo requiere estar sentado y que no puedes hacer nada para remediarlo. Como he dicho, yo mismo soy un ejemplo de esto, soy un sedentario que entrena. Pero, tranquilo, que hay una solución fácil que no requiere demasiado tiempo ni esfuerzo para reducir el impacto negativo del sedentarismo en nuestra salud y en nuestro gasto energético diario.

- Si tu trabajo es sedentario, realiza pequeñas sesiones de actividad cada hora. Ponte una alarma cada hora y cuando suene dedica 3-4 minutos a hacer sentadillas con tu propio peso corporal, a subir escaleras, hacer saltos o flexiones, etc. Aunque parezca una idiotez, esto marcará una gran diferencia si eres constante. Si teletrabajas será fácil. Si en tu oficina no te dejan levantarte, explícale esto a tu jefe (y de paso quizá también se anime a hacerlo) o sal al baño para hacerlo donde nadie te vea.

- Aparca lejos cuando vayas a algún sitio.
- No cojas el ascensor.
- Usa la bicicleta como transporte o ve andando.
- Haz turismo y ocio activo los fines de semana y en vacaciones.
- Mantén la media de pasos diaria alta cuando no estés trabajando y compite contra ti mismo a modo de juego.
- Prueba a trabajar de pie. Existen mesas y escritorios diseñados para ello.
- Rodéate de personas activas, el entorno social es fundamental.
- Haz más actividades al aire libre con tus hijos, mascotas, amigos, etc.

Una acción que funciona muy bien entre mis clientes es acudir a la tecnología para «gamificar» la actividad física. Existen muchas aplicaciones gratuitas que cuentan los pasos o los kilómetros que haces andando o en bicicleta. Además, puedes compartir los resultados con tus amigos para competir de forma amable entre vosotros. Aunque contar pasos suena como algo aberrante en nuestro proceso evolutivo, teniendo en cuenta cómo es nuestro estilo de vida actual —sedentario, tecnológico, cómodo e inactivo—, podemos subirnos al carro de esta imparable revolución tecnológica y sacar la parte positiva de ella.

¿Cuánta actividad física debemos hacer cada día?

Diferentes entidades públicas y privadas relacionadas con la salud pública suelen recomendar caminar 10.000 pasos al día para cumplir con los requisitos de actividad física considerados el mínimo para mantener una buena salud. ¿Soy yo el único que se ha planteado alguna vez de dónde viene ese número concreto de pasos? ¿Por qué son 10.000 pasos y no 9.000 u 11.000, por ejemplo? Si doy 9.000 pasos al día, ¿pierdo salud? Seguro que alguna vez te lo has cuestionado. Pues te cuento de dónde sale.

Un estudio reciente concluye que cuando se trata de vivir más tiempo quizá no sea necesario alcanzar la meta de 10.000 pasos al día (Lee *et al.*, 2019). El estudio explica que las personas que dieron más pasos al día tuvieron una tasa de mortalidad más baja, pero solo hasta los 7.500 pasos. Más allá de esos 7.500 pasos, la tasa de mortalidad se igualaban. Otros estudios revelan que dar 9.000 pasos al día reduce en un 75 % el riesgo de mortalidad, mientras que por encima de este número, aunque sigue habiendo beneficios, ya no son tan espectaculares (Liu *et al.*, 2022). Estos estudios cuestionan que para disminuir el riesgo de mortalidad tengamos que dar exactamente 10.000 pasos.

Así que no te agobies si no siempre puedes llegar a esa cifra. Está bien si algunos días te quedas en menos. Por lo visto, el origen de esa cantidad exacta de pasos procede del nombre de una marca de podómetros japonesa, concretamente del más vendido en 1965, el Manpo-kei o «medidor de

10.000 pasos». Por este motivo se utiliza este número redondo como recomendación.

El mensaje que quiero dejar claro es que si no caminas a diario, deberías hacerlo. Unos 7.000 pasos pueden estar bien, al menos para empezar. Si subes a 10.000 pasos, mejor, y si son más de 10.000, pues mejor aún. Pero ten en cuenta que caminar no es suficiente. Es necesario realizar algo de ejercicio de cierta intensidad siempre que sea posible, sobre todo entrenamiento de fuerza. De ejercicio y entrenamiento de fuerza hablaré al final del libro.

NO ES TAN SIMPLE

Aquella noticia me hizo reflexionar. Estaba tomando un café mañanero mientras leía una entrevista publicada en un famoso periódico digital. En ella, un premiado catedrático de Nutrición de la Universidad de Navarra decía que la mejor forma de adelgazar era haciendo caso a dos premisas: «menos plato y más zapato» y «no hay alimento que no engorde sino aquel que se queda en el plato». Era el año 2012 y llevaba años escuchando estas dos frases. Aunque son correctas, pues aluden a que hay que generar un déficit calórico para perder peso, son excesivamente simplistas. Seguimos lanzando la misma premisa de siempre, una vez tras otra: «Come menos y muévete más». Sin embargo, el sobrepeso sigue aumentando en la población.

Aunque no puede negarse que la ingesta calórica de la población con sobrepeso excede al gasto, tenemos que ser conscientes de que tanto el exceso en la ingesta como el defecto en el gasto responden a multitud de factores. Es decir, que si comemos más y gastamos menos es por algún motivo que hay que tener en cuenta. A la hora de determinar los factores que nos hacen engordar es esencial entender que se trata de algo multifactorial y multicausal. No se debe a uno o dos factores aislados, sino a la interacción de varios. ¿Cuántas veces has decidido salir a comer fuera o comer helado porque te sentías triste o deprimido? ¿Cuántas veces has tenido que asistir a comidas de trabajo donde la oferta gastronómica dejaba mucho que desear? ¿Cómo organizas tu dieta si trabajas a turnos y unas veces duermes de día y otras de noche? ¿Cuántas veces has tenido que elegir opciones menos saludables en el supermercado por razones económicas? ¿De qué información dispones para elegir bien los alimentos que conforman tu cesta de la compra?

Fisiológicamente, engordamos porque comemos más y gastamos menos, sí, pero para que eso ocurra intervienen múltiples factores que no debemos dejar de lado y que pueden provocar que comamos más y peor. No todos influyen de la misma manera, por lo que hay que tener el buen sentido de no preocuparse demasiado por los menos importantes mientras no se tengan controlados aquellos con mayor peso. Podríamos elaborar una pirámide jerárquica de estos factores, subiendo de más a menos importante.

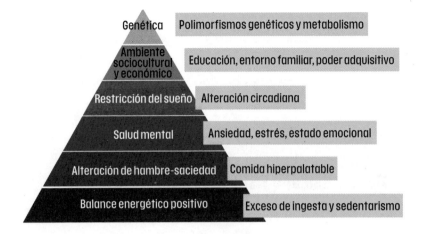

Figura 16: Principales factores que nos hacen engordar (los más relevantes son los que están en la base).

Fíjate en que los factores ambientales tienen mucho más peso que los genéticos a la hora de determinar por qué engordamos. Esto tiene una parte positiva y otra negativa. La parte positiva es que tenemos en nuestra mano el poder para evitar el sobrepeso. La clave es saber cómo hacerlo. La parte negativa es que la gran mayoría de esos factores ambientales vienen determinados por agentes externos. Trabajo, presión social, industria alimentaria, entorno familiar, salud mental, etc. Por tanto, debemos abordar estos asuntos también.

Antes de pasar a la parte nutricional y darte herramientas para perder peso y mejorar tu salud, quiero que entiendas cómo estos factores influyen tanto en lo que comemos como en lo que gastamos, haciéndonos engordar, y cómo podemos solucionarlo. Esto no significa que no puedas perder peso si sufres ansiedad, si duermes poco o si tienes algún problema de salud. Para nada es así. Insisto en que los principales factores que intervienen en el control del peso corporal son modificables: ingesta nutricional y actividad física. Así que no te desmotives si por más que te esfuerzas en gestionar tu estrés o ansiedad no consigues hacerlo. Si sigues los pasos que encontrarás en este libro, mejorarás tu salud y conseguirás perder grasa.

ESTRÉS, ANSIEDAD Y SUEÑO

Falta de aire, sudor, hormigueo, taquicardia y la sensación de que va a pasar algo terrible. Así fue mi primer ataque de ansiedad, una de las peores experiencias que he vivido. Y no fue el último; se repitió con frecuencia. Esto hizo que empezara a tener ansiedad por tener ansiedad. Miedo al miedo le llaman. Se volvió algo crónico y afectó también a mi descanso nocturno. Yo seguí entrenando y comiendo como venía haciéndolo. Sin embargo, mi composición corporal empeoró. Tenía más grasa y menos músculo que antes y me costaba mejorar. Incluso perdí fuerza. Decidí pedir ayuda profesional e inicié una terapia psicológica. Solo cuando empecé a entender la ansiedad y a modular mis pensamientos mejoró mi estado físico.

El estrés crónico o la falta de sueño son factores de estilo de vida que condicionan la salud y el control del peso. El estrés crónico y la falta de sueño exacerbados están directamente relacionados con el aumento de peso y la acumulación de tejido adiposo abdominal y visceral.

El estrés aumenta la atracción por la comida basura y el hambre hedónica (deseo de comida rica al paladar, como bollería, ultraprocesados, precocinados, etc.). Es decir, que nos atrae ese tipo de comida y lo preferimos porque activa las áreas cerebrales de recompensa. Esto nos hace engordar. A su vez, el aumento de la grasa corporal magnifica la ansiedad y el estrés psicológico y se forma un círculo vicioso de retroalimentación positiva.

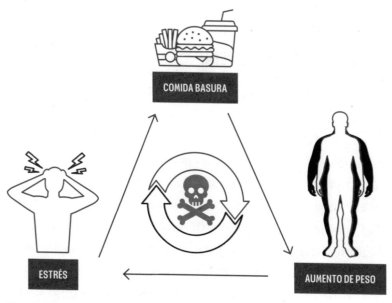

Figura 17: Círculo vicioso de estrés-obesidad.

Si percibes que sufres estrés crónico o ansiedad, no lo dejes pasar. Actividades como pasear por la naturaleza, hacer ejercicio, meditar o hacer yoga reducen significativamente el estrés y la ansiedad. Aprender a gestionar las emociones, relativizar las cosas, el autocuidado o la aceptación son procesos que te ayudarán a liberar la tensión psicológica acumulada. Contar con la ayuda de un profesional de la psicología está más que indicado en muchos casos. En mi opinión, debemos cuidar tanto la salud física como la salud mental, ya que ambas están interconectadas, no son independientes.

Por otro lado, la falta crónica del sueño, bien por causas patológicas, bien por el propio estilo de vida (pasar mucho tiempo con luz artificial, mucho rato viendo la televisión, trabajar usando constantemente ordenador, móvil, etc.), puede contribuir al aumento de peso, tanto en niños como en adultos. En los últimos años la duración del sueño se ha reducido, ya sea por restricción voluntaria, por tener un trabajo a turnos o por padecer algún trastorno del sueño, y esto altera los ciclos circadianos naturales.

Multitud de estudios (Lowe *et al.*, 2017; Fenton *et al.*, 2021; Sondrup *et al.*, 2022) nos dicen que la falta de sueño provoca una gran cantidad de alteraciones de la salud, como por ejemplo el aumento de la resistencia a la insulina y de los triglicéridos en sangre, daños neurocognitivos, aumento de la ingesta calórica, del cortisol, de la obesidad, etc. Los mecanismos por los que la restricción del sueño causa estos daños incluyen la función alterada del sistema nervioso autónomo, cambios endocrinos y la inflamación.

Otros estudios han revelado que se ingieren más calorías tras una noche en la que se ha dormido menos de seis horas. Esto puede explicarse en cierta medida por el aumento del apetito que provoca la restricción del sueño. Un estudio en el que se evaluaron los niveles de leptina y grelina (dos hormonas que regulan el apetito) en sujetos que dormían poco demostró que los niveles de leptina (hormona que indica al cerebro que pare de comer) se habían reducido mientras que los de grelina (hormona que le indica al cerebro que tenemos hambre) se habían elevado. Por tanto, la restricción del sueño provocó un aumento del apetito, lo que contribuyó a la obesidad (Taheri *et al.*, 2004).

¿Cómo podemos mejorar el sueño?

En primer lugar, debemos ser conscientes de la importancia del sueño. No es algo secundario. Cada persona necesita una cantidad de sueño diferente, y la calidad del sueño, y quizá no tanto la cantidad, es lo más importante. Dormir es fundamental para controlar nuestro peso corporal y disfrutar de buena salud, y también para mejorar nuestra masa muscular, ya que es por la noche cuando los músculos se regeneran tras un entrenamiento. Con esto en mente, debemos adoptar medidas para cuidar nuestro sueño. Debemos intentar dormir unas 7-8 horas al día. Esto no significa que si un día duermes 6 horas o menos por algún motivo vayas a arruinar tus progresos. No, dormir poco se convierte en un problema solo cuando se hace crónico y se mantiene en el tiempo. Así que en este aspecto puedes estar tranquilo. Si haces todo lo que está en tu mano para ello, pero aun así no lo consigues, no te estreses, no te agobies. A veces el propio hecho de preocuparse demasiado por dormir nos estresa y hace que durmamos peor.

Estas recomendaciones te ayudarán a mejorar tu sueño:

- Acostarse pronto es muy importante. Actualmente trasnochamos en exceso. Debemos adaptar nuestros ciclos de sueño-vigilia a los ciclos circadianos naturales en la medida de lo posible.
- No te agobies por no dormir. A veces no poder dormir nos pone nerviosos. Tranquilízate. Lleva tiempo mejorar

el sueño. No pasa nada si te cuesta algo más de lo normal dormir las horas indicadas.

- No te expongas a las pantallas, sobre todo las de ordenadores y móviles, en las dos horas previas a que te vayas a dormir, ya que la luz azul de estos artefactos inhibe la secreción de melatonina, una hormona clave para conciliar el sueño.
- No tengas cerca dispositivos electrónicos conectados mientras duermes.
- Al levantarte por la mañana temprano, exponte unos minutos a la luz del sol. Los primeros rayos solares son claves para producir melatonina por la noche. La luz solar entra a través de nuestra retina e impacta en la glándula pineal. Esto favorece la producción nocturna de melatonina.
- No hagas ejercicio ni actividades excitantes demasiado cerca de la hora de acostarte. Tampoco tomes estimulantes, como la cafeína.
- Toma infusiones relajantes antes de dormir, medita, toma baños de agua caliente o escucha música relajante.
- Si tienes muchas tareas y trabajo por hacer, anótalo todo antes de irte a la cama: así descargarás tu cerebro y no pasarás media noche pensando «mañana tengo que...».
- No abras el correo electrónico del trabajo antes de irte a la cama y evita discusiones, conversaciones desagradables o películas con emociones fuertes.
- Puedes tomar melatonina en forma de suplemento. Consulta con tu nutricionista, médico o farmacéutico.
- No existe un número mágico, pero el intervalo de sueño recomendado estaría entre 7-8 horas en función de la persona.

OTROS FACTORES QUE HAY QUE TENER EN CUENTA

Aunque los principales factores responsables de que engordemos están vinculados al balance energético (exceso de ingesta de calorías, mala calidad nutricional y poco gasto energético), existen muchos factores externos que juegan un papel secundario pero relevante en el control del peso corporal. Estos factores secundarios son:

Genética. La genética importa, no es algo determinante pero importa. La genética es como una pistola cargada; puedes tener más o menos balas en la recámara, pero el que decide si aprieta el gatillo eres tú. Con esta analogía me refiero a que, aunque la genética puede condicionar al sobrepeso o la obesidad, si el estilo de vida y el ambiente es adecuado, jamás llegaremos a tal estado, por mucho que nuestros genes insistan en engordar. Así que tener «buena» o «mala» genética no debe importarte porque, en realidad, todo depende de lo que tú hagas.

Poder adquisitivo. Las cifras de sobrepeso se multiplican en entornos de bajo poder adquisitivo o pobreza. Sí, la comida basura suele ser más económica que la comida saludable. Aun así, esta afirmación no es del todo verídica. Es cierto que la comida saludable es más cara que la comida basura, pero porque la comida basura apenas contiene el ingrediente principal por el que la compras. Unos «nuggets» de pollo o unas croquetas de jamón congeladas tienen de todo menos pollo y jamón, que son los ingredientes más caros. Si analizamos el coste de la materia prima, la comida real y saludable no es más cara que la comida basura. Además, si se eligen bien los alimentos saludables de temporada y de proximidad, hasta puede ser más barata que la comida basura.

Entorno social. El acto de comer va más allá de suministrar energía a nuestro cuerpo para sus funciones vitales. Comer es un acto social, impregnado de cultura, tradición e incluso de las emociones o el estado anímico. A veces es difícil integrarse en una sociedad donde la comida y la bebida en abundancia es la base de casi cualquier celebración o acto social. Comemos de más y además elegimos alimentos hiperpalatables para estas ocasiones. ¿Conoces a alguien que para celebrar su cumpleaños salga con sus amigos a comer pollo y brócoli?

Hambre emocional. No somos autómatas. El acto de alimentarnos va más allá de simplemente nutrirnos. Está íntimamente ligado a nuestras emociones. La gestión inadecuada de las emociones puede traducirse en comer en exceso como respuesta a emociones negativas o usar alimentos para suprimir experiencias emocionales desagradables. Es lo que conocemos como «hambre emocional» (Evers *et al.*, 2010). El hambre emocional agrava el pronóstico en caso de obesidad, pues obstaculiza la pérdida de peso (Canetti *et al.*, 2009). En algunos individuos se genera un círculo vicioso que mantiene o empeora el sobrepeso, pues el estado emocional negativo los lleva a ingerir más alimentos, lo que provoca un aumento de peso y, esto, a su vez, genera insatisfacción por el físico y baja autoestima, lo que potencia el estado emocional negativo.

En un estudio de 2003, Macht *et al.* verificaron que las emociones negativas aparecían con mayor frecuencia cuando aumentaba el contenido energético de los alimentos. Es decir, que cuando se les decía a los sujetos que lo que habían comido tenía muchas calorías, el sentimiento de felicidad disminuía, sobre todo en mujeres con obesidad. Lo que viene a reforzar lo que venimos diciendo sobre la relación emoción/alimento: la ingesta de determinados alimentos en principio atractivos y placenteros genera después un sentimiento de culpa porque son demasiado calóricos. Esta respuesta suele darse tras la restricción excesiva de alimentos a través de dietas rígidas. La dificultad para regular las emociones se asocia a los atracones y puede interferir en el éxito de cualquier estrategia a largo plazo para bajar peso. Por tanto, es fundamental abordar la relación emoción/alimento en el tratamiento de la obesidad o de cualquier trastorno de la conducta alimentaria.

Entorno obesogénico. Vivimos en un mundo donde la comida basura está por todos sitios, lo cual no ayuda mucho. Es lo que se conoce como «entorno obesogénico». Publicidad constante de comida, bebidas o alcohol y marketing diseñado para que consumas más. Esto, unido a los altos niveles de estrés y ansiedad con los que convivimos, facilitan que nos dejemos llevar y renunciemos a una alimentación saludable. Ningún fenómeno que adquiera las dimensiones que hoy tiene el sobrepeso y la obesidad puede ser el producto de la responsabilidad individual. Es más bien la consecuencia de una cultura que lo promueve. Vivimos en una sociedad obesogénica. No se debe ni a nuestra debilidad de carácter, ni a nuestra falta de voluntad ni a nuestra pereza o gula. Pensar de ese modo es estigmatizante para quienes padecen el problema y quita responsabilidad a quienes realmente lo generan.

En resumen: perder peso es algo más complejo de lo que mucha gente piensa. Existen muchos factores que intervienen y se interrelacionan. Si estás leyendo este libro y has intentado varias veces perder peso sin éxito o lo has conseguido pero has recuperado enseguida el peso perdido con dos o tres kilos extra, no te preocupes. Eso se debe a que hasta ahora has usado herramientas equivocadas. Tanto si lo has intentado por tu cuenta, como si has pasado por diferentes dietistas o nutricionistas sin éxito, seguramente el fallo está en que siempre has estado expuesto o expuesta a una visión clásica, limitante, rígida y simplista de la alimentación. Mi enfoque de la nutrición es mucho más holístico, flexible e integrador, más adaptado a los tiempos que corren. De poco sirve querer replicar patrones de alimentación de nuestros ancestros viviendo en el siglo XXI. Si algo ha hecho bien el ser humano a lo largo de la historia es adaptarse, por eso estamos aquí.

Sí, aunque todo parezca difícil, negativo o irresoluble, créeme, se puede arreglar. Es más, si estás leyendo este libro, ya tienes gran parte de la batalla ganada. Sí, no lo digo en broma. A pesar de la adversidad y las sombras del mundo que nos rodea, existen caminos llenos de luces. Para encontrarlos tienes que tomar las riendas de tu vida, ser consciente del problema y aprender cómo resolverlo. Por tanto, sea cual sea el motivo por el que has adquirido este libro, es una muestra clara de que reconoces el problema y de que estás dispuesto o dispuesta a mejorarlo. Eso es lo más importante, ya tienes el 33 % del trabajo hecho. Ahora déjame a mí, yo me encargo de otro 33 %. Te explicaré todo lo que necesitas saber para mejorar tu salud, tu composición corporal y tu estado físico. El 33 % restante consiste en aplicar lo que aprendas en este libro. Vamos.

3. ¿DE QUÉ DIETA ERES?

Dos mil quinientos millones, estos son los resultados de buscar la palabra «dieta» en Google. Si usamos el término «dieta milagro» obtenemos más de tres millones y medio de resultados. Con el paso de los años, hemos cambiado el significado original de la palabra «dieta». Ha pasado de significar «régimen de vida», que alude a hábitos en nuestra vida y tiene connotaciones positivas, a ser algo efímero, puntual y no sostenible en el tiempo, además de tener connotaciones negativas. Este es uno de los mayores errores conceptuales que hemos cometido en lo que se refiere a nuestra alimentación.

DIETAS MILAGRO: son aquellas que prometen perder peso de forma rápida, cómoda y sin esfuerzo, pero la realidad es que a largo plazo tienen el efecto contrario. Además, pueden generar problemas muy importantes para el organismo y la salud.

Aunque las primeras recomendaciones dietéticas conocidas, encontradas en un papiro egipcio, datan del 1900 a. C., el concepto de dieta con objetivo de perder peso es mucho más reciente. Solo tenemos que remontarnos a 1863 para contemplar la que probablemente fue la primera «dieta milagro». William Banting era director de una funeraria y gozaba de muy buena reputación en la sociedad londinense del siglo XIX. Cuando llegó a la edad de 30 años, el señor Banting comenzó a engordar hasta el punto de convertirse en obeso. Banting consultó a muchos médicos y especialistas, pero ninguno le ofrecía una solución. En 1862, Banting contactó con un médico cirujano llamado William Harvey para poner solución a su descontrolado aumento de peso. El doctor Harvey le recomendó textualmente «un aumento de la ejercitación del cuerpo antes de que las labores cotidianas comiencen» y que además disminuyese la ingesta de azúcares, mantequilla, cerveza, pan y patata y comiese más carne, pescado y verdura. Banting empezó a perder peso. Lógico: al reducir los alimentos hipercalóricos, generó un déficit calórico. En 1863, Banting había perdido 20 kilos. Ese mismo año, Banting decidió publicar todo lo que había aprendido en su proceso en lo que denominó «Carta sobre la corpulencia, dirigida al público». El escrito de Banting se hizo popular en los años siguientes y se utilizó como modelo para las dietas milagro modernas. La popularidad de Banting fue tal que en algunos países aún se pregunta «Do you bant?» o «Are you banting?» para referirse a si se está a dieta.

A partir de ahí, la cantidad de dietas milagro de todo tipo que ha inundado los medios de comunicación no tiene fin. Este tipo de dietas ha causado una gran confusión. Para reconocer si estamos ante una «dieta milagro», algunos investigadores (Tahreem *et al.*, 2022) sugieren varios elementos que nos sirven para identificarlas:

- Prometen una rápida pérdida de peso.
- Carecen de pautas de actividad física/ejercicio físico.
- Promueven cambios a corto plazo en lugar de lograr objetivos sostenibles de por vida.
- Se centran en un tipo de alimento o eliminan un determinado grupo de alimentos.
- No se puede mantener de por vida.

Desde la dieta Atkins hasta la Dukan, pasando por la macrobiótica, la disociada, la del grupo sanguíneo o la dieta de la zona. Y eso sin contar la cantidad de dietas asociadas a frutas o verduras publicadas en las revistas, como la dieta de la piña o la dieta de la alcachofa.[9]

Hoy en día, la mayoría de estas dietas milagrosas han quedado atrás. Sin embargo, en el último siglo y sobre todo en los últimos años, se han popularizado ciertos estilos de alimentación. Ayuno intermitente, dieta cetogénica, dieta paleo o dieta vegana son los más populares. Hasta es posible que hayas probado alguno de ellos. A diferencia de las dietas milagro, que suelen ser demasiado rígidas e hipocalóricas, estas estrategias nutricionales son más flexibles (algunas más que otras, como muestro en la imagen siguiente). A mayor flexibilidad, mayor adherencia a la dieta. Por **adherencia** me refiero

9. En España, las primeras dietas milagro fueron recopiladas en 1994, en la reunión de Vitoria, donde el profesor Arnold Bender señaló que hay millones de personas que siguen las dietas más absurdas inimaginables y que con ellas se engaña a la gente. En 2008 la Federación Española de Sociedades de Nutrición, Alimentación y Dietética (FESNAD) lanzó la campaña «Tu dieta es tu vida. ¡Cuídala! Las dietas milagro no existen».

a la capacidad de seguir una dieta a largo plazo. Adherencia aparte, estas estrategias nutricionales tienen luces y sombras, ventajas e inconvenientes que ahora veremos.

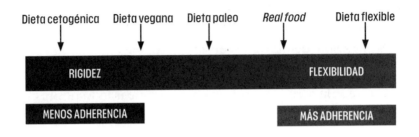

Figura 18: Cuanto más flexible sea una dieta, mayor será la adherencia a ella.

DIETA CETOGÉNICA

Las dietas cetogénicas son aquellas en las que reducimos los carbohidratos, al punto de casi eliminarlos por completo. Estas dietas modifican nuestro estado metabólico. En sujetos sanos, esta alteración no es negativa ni perjudicial para la salud, al menos a corto plazo. En ciertas condiciones o con algún objetivo determinado incluso pueden ser efectivas.

Las dietas cetogénicas suelen estar por debajo de 50 gramos/día de carbohidratos (aunque depende de cada sujeto), y se caracterizan por un aumento de la ingesta de proteínas y grasas. Por lo general se eleva el porcentaje de grasas, ya que incrementar el de las proteínas más allá de cierto punto es complicado e innecesario. Por eso las dietas cetogénicas permiten el consumo abundante de huevos, carnes, pescados grasos, mantequilla, queso, aguacate, frutos secos o aceite, mientras que restringe alimentos ricos en carbohidratos, como los cereales, las patatas, el pan, las frutas, etc.

Se llaman dietas cetogénicas porque, después de unos días con un consumo muy bajo o casi inexistente de carbohidratos, nuestro cuerpo entra en un estado que denominamos «cetosis». Recibe este nombre porque, al no disponer de suficientes carbohidratos para usarlos como fuente de energía, nuestro organismo busca una fuente de energía alternativa. En ese momento nuestro hígado comienza a fabricar lo que conocemos como «cuerpos cetónicos» a partir de las grasas. Estos cuerpos cetónicos pasan a ser la fuente principal de la energía que usa nuestro organismo en lugar de los carbohidratos.

El uso de dietas cetogénicas para perder grasa ha ganado popularidad en los últimos años, pero también ha generado mucha controversia. Algunos investigadores sugieren que, en realidad, no existen ventajas metabólicas para la pérdida de peso en estas dietas, sino que los buenos resultados se deben a la restricción calórica que suponen. Es decir, que si adelgazamos es porque en este tipo de dietas los ultraprocesados están vetados, y eso hace que ingiramos menos calorías totales al cabo del día, lo que induce un déficit calórico.

Si bien la dieta cetogénica produce mejora en algunas condiciones,[10] varios estudios demuestran que no son superiores a otras dietas en términos de seguridad, efectividad y sostenibilidad ni para la pérdida de peso ni para la mejora de

10. Se ha informado de algunos efectos beneficiosos de las dietas cetogénicas en el cáncer, el acné, el síndrome de ovarios poliquísticos y en trastornos neurológicos como la enfermedad de Alzheimer y Parkinson, etc. Sin embargo, la evidencia aún es limitada y se necesita más investigación al respecto.

resistencia a la insulina (O'Neill y Raggi, 2019). Además, las dietas cetogénicas pueden causar efectos colaterales negativos. Se ha informado de aumento del colesterol LDL y de los triglicéridos en sangre, calambres musculares, posible impacto negativo a nivel óseo, estreñimiento debido a la baja ingesta de fibra, pérdida de diversidad en la microbiota intestinal, mal aliento, cambios en los hábitos intestinales y pérdida de energía cuando se lleva este tipo de dietas. Aunque algunos de estos efectos son reversibles en pocos días, las dietas cetogénicas deben ser siempre supervisadas por un profesional sanitario cualificado.

Sin embargo, quizá uno de los principales inconvenientes de la dieta cetogénica sea su rigidez. Aunque permite comer alimentos grasos, prohíbe los que son ricos en carbohidratos. Esto supone olvidarnos de un amplísimo grupo de alimentos que incluye los cereales, los tubérculos, las legumbres y las frutas, por lo que la adherencia a este tipo de dieta es muy baja a largo plazo. Recuerdo que en 2017 llevamos a cabo una investigación científica para comprobar los efectos de la dieta cetogénica en la ganancia de masa muscular y en la grasa (Vargas *et al.*, 2018). Para ello, uno de los grupos de sujetos del análisis debía seguir una dieta cetogénica durante dos meses. Sin embargo, tuvimos problemas para completar la investigación ya que muchos abandonaron antes de finalizar el protocolo. No podían seguir la dieta cetogénica, les costaba mucho y la dejaron. Al final solo nueve sujetos completaron el estudio.

DIETAS CETOGÉNICAS Y PÉRDIDA DE PESO

Si nos subimos a la báscula al poco de comenzar una dieta cetogénica, veremos que el peso baja rápidamente. Esto mejora sin duda nuestra motivación y nos anima a continuarla, lo cual es positivo. Sin embargo, tenemos que saber que la mayor parte de ese peso perdido no corresponde a grasa corporal. Tampoco es masa muscular. La mayor parte de ese peso perdido es agua. Sí, agua. ¿Por qué ocurre esto? Los carbohidratos se almacenan en nuestro organismo (en músculos e hígado, sobre todo) en forma de glucógeno. Este glucógeno necesita agua para ser almacenado. Al comenzar una dieta cetogénica, se reducen los depósitos de glucógeno y con ellos se elimina el agua de nuestro organismo. Esto hace que veamos una rápida bajada de peso en la báscula en los primeros días o semanas tras iniciar una dieta cetogénica. Pero se trata solo de agua intracelular, no tiene nada que ver con la retención de líquido subcutánea. Esta «falsa» ventaja de las dietas cetogénicas se perderá al volver a comer carbohidratos. De hecho, la mayoría de los estudios no ven diferencias entre las dietas cetogénicas y las dietas convencionales en la pérdida de peso. En este estudio (Yang y Van Itallie, 1976) el grupo de dieta cetogénica perdió más peso total que el grupo de dieta convencional, pero ambos grupos perdieron la misma cantidad de grasa corporal. El resto fue la pérdida de agua y glucógeno que se da al inicio de una dieta cetogénica como vemos en el siguiente gráfico.

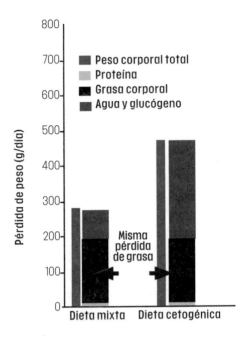

Figura 19: Misma pérdida de grasa entre ambas dietas, pero diferente pérdida de peso total.

Uno de los beneficios que se les atribuye a las dietas ceto-génicas es que son más saciantes que las dietas que contienen carbohidratos, pero esto no es cierto. Esa afirmación solo se-ría correcta si comparamos una dieta cetogénica con una die-ta alta en carbohidratos refinados, los cuales carecen de fibra. Una dieta alta en verduras, cereales integrales, legumbres y fruta es muy saciante, incluso más que una dieta cetogénica (Hall *et al.*, 2020).

DIETAS CETOGÉNICAS A LARGO PLAZO

A nivel evolutivo, el estado de cetosis no es un estado fisiológico que haya predominado en nuestros antepasados, sino que se ha dado de manera intermitente y esporádica, durante etapas concretas en la vida de nuestros ancestros que se correspondían con etapas de escasez de alimentos, sobre todo de origen vegetal. Es decir que a lo largo de la historia ninguna tribu o población se ha mantenido en cetosis de manera permanente.

Algunas poblaciones nórdicas, como los inuit (los esquimales árticos), llevan una dieta alta en proteína y grasa y baja en carbohidratos. Se ha especulado que por eso tienden a estar permanentemente en cetosis. Sin embargo, hoy sabemos que esto no es cierto (Pontzer y Wood, 2021); de hecho, los inuit han sufrido adaptaciones genéticas que les imposibilitan entrar en cetosis (Gillingham *et al.*, 2011; Kaleta *et al.*, 2012). Esto sugiere poderosamente que no estamos diseñados para vivir de manera permanente en un estado de cetosis. ¿Por qué la naturaleza iba a destinar recursos en prevenir la cetosis crónica si no fuese porque no es un estado óptimo en el cual permanecer? Aun así, no contamos con estudios tan a largo plazo como para determinar si existen efectos negativos al mantener una dieta cetogénica a largo plazo.

Si no podemos culpar a ningún macronutriente de hacernos engordar o enfermar, ¿por qué eliminar los carbohidratos de nuestra dieta, cuando existen multitud de alimentos que los contienen, que son nutritivos, saludables y nos aportan beneficios?

DIETA VEGANA

La dieta basada en vegetales, más comúnmente conocida como dieta vegana, se ha popularizado mucho en los últimos años. Cada vez son más quienes adoptan una alimentación vegana/vegetariana por distintos motivos: costumbres religiosas o creencias éticas, por estar sensibilizado con el cuidado del medioambiente y el bienestar de los animales, así como por consideraciones saludables. La dieta vegana no es una dieta en sí misma, ni siquiera es una estrategia nutricional. Cuando hablamos de «veganismo» en realidad nos estamos refiriendo a un estilo de vida. El vegano no come alimentos de origen animal, lo que incluye también sus derivados, como la leche, la miel o los huevos. Tampoco admite prendas de vestir o complementos fabricados con cuero, lana o piel animal.

A las personas que llevan este estilo de vida se les conoce como «veganos estrictos» o simplemente «veganos». Sin embargo, no todos siguen todas estas premisas. Algunos prefieren llevar una alimentación más flexible y consumen algunos alimentos de origen animal, como los huevos y la leche. En este caso estaríamos hablando de «vegetarianos». Aparte de veganos y vegetarianos, existen diferentes subcategorías en función de los alimentos de origen animal que admitan.

TIPO	DESCRIPCIÓN
Flexitariano	Consumo ocasional de carne y pescado, huevos y lácteos
Pescetariano	Excluye la carne, pero incluye pescado
Ovolactovegetariano	Excluye todas las carnes; solo admite lácteos y huevos
Lactovegetariano	Excluye todas las carnes y los huevos; solo admite lácteos
Ovovegetariano	Excluye todas las carnes y los lácteos; solo admite los huevos
Vegano	Excluye todos los productos animales
Frutariano	Incluye fruta, frutos secos, semillas y algunas verduras

Lejos de mi intención entrar en debates sobre si es ético o si es sostenible para el medioambiente consumir carne. Son cuestiones importantes, desde luego, pero aquí solo me compete hablar del aspecto nutricional y de su impacto en nuestro organismo. Por tanto, solo hablaré de dieta vegana/vegetariana, salud y pérdida de peso.

DIETA VEGANA Y SALUD

Aunque elegir una alimentación vegana es un estilo de vida marcado, sobre todo, por evitar el maltrato y el sacrificio animal y por la sostenibilidad del medioambiente, la realidad es que muchas personas la eligen porque creen que es más saludable que una dieta omnívora o bien para perder peso. Lo cierto es que una dieta vegana o vegetariana no tiene por qué ser sinónimo de mejor salud. Se puede ser vegano o vegetariano y comer muy bien o muy mal, igual que se puede ser omnívoro y comer muy bien o muy mal. La calidad de la dieta estará determinada por la calidad de los alimentos que elijamos. Se puede llevar una dieta vegana o vegetariana muy sana que mejore la salud, pero también puede ser justo lo contrario. Los pasillos de la sección «vegana» de los supermercados están llenos de productos ultraprocesados, cargados de azúcares refinados y grasas de mala calidad. Hamburguesas veganas, salchichas veganas, queso vegano o snacks veganos distan mucho de ser una opción saludable. Por tanto, la comida real debería ser la base de cualquier tipo de alimentación.

La Asociación Dietética Americana respalda la idoneidad de una dieta vegetariana bien planteada para cualquier persona en todas las etapas de la vida, incluida la infancia, la adolescencia, el embarazo o la lactancia, e incluso para los atletas, pero no ocurre lo mismo con la vegana en esos mismos contextos. La exclusión de productos de origen animal puede reducir la ingesta de ciertos nutrientes y ocasionar deficiencia de proteínas, hierro, zinc, omega 3, calcio y vitaminas D y B_{12} si la dieta no se controla correctamente (sobre todo de B_{12}, que suele requerir siempre suplementación). Por otro lado, una dieta vegana tiene muchos beneficios, como por ejemplo una alta ingesta de fibra, vitaminas, minerales o antioxidantes. Por tanto, una dieta vegana puede ser perfectamente saludable, siempre y cuando esté bien planificada (Simeone *et al.*, 2022).

> Se puede llevar una dieta vegana o vegetariana buena o mala, igual que se puede llevar una dieta omnívora buena o mala. La clave está en la correcta planificación de cada una de ellas.

Muchos estudios comparan dietas veganas con dietas omnívoras para determinar cuál de las dos es más saludable, pero muchas veces no controlan aquello que se come en la dieta omnívora. Si se compara una dieta vegana con una dieta omnívora poco saludable, es evidente que la dieta vegana saldrá mejor parada. Los alimentos de origen vegetal deben ser la base de cualquier dieta saludable. Por tanto, una dieta omnívora saludable debe basarse prioritariamente en alimentos de origen vegetal. Añadir alimentos de origen animal de calidad (carne de calidad, pescado, huevos o lácteos) y con moderación contribuye a complementar y optimizar la dieta en beneficio de la salud.

Uno de los perjuicios que se atribuyen a las dietas veganas es que no son óptimas para el desarrollo muscular. Varios estudios muestran que las personas veganas suelen tener menos masa muscular que las omnívoras (Aubertin-Leheudre y Adlercreutz, 2009; Vanacore *et al.*, 2018). Sin embargo, una vez más, esto ocurre sobre todo por desconocimiento de quienes siguen dietas veganas. La evidencia científica muestra que una dieta vegana bien programada puede ser igual de efectiva que una dieta omnívora para ganar masa muscular, siempre y cuando se cumplan los requisitos de cantidad de proteína que se necesitan para ganar masa muscular de manera óptima.

DIETA VEGANA Y PÉRDIDA DE PESO

En cuanto a la pérdida de peso, las dietas veganas y vegetarianas se asocian con resultados positivos. Por regla general, se observa una mayor reducción en la pérdida de peso con dietas veganas en comparación con las dietas vegetarianas que incluyen huevos y lácteos. Esta reducción se explica por la ingesta más baja de calorías y la pérdida de masa muscular en las dietas veganas. Respecto al primer punto, es obvio que una dieta vegana suele ser más baja en calorías. Además, el alto contenido de fibra y agua de los alimentos vegetales la hacen muy saciante, lo que nos lleva a comer menos al cabo del día y favorece el déficit calórico. En cuanto al segundo punto, tenemos que tener en cuenta que no se trata de perder peso, sino de perder grasa y no perder masa muscular. Perder masa muscular es contraproducente en todos los sentidos, tanto para la salud como para nuestra estética corporal.

Como veremos después, la proteína es importante en los procesos de pérdida de grasa. Cuando el objetivo es perder grasa corporal, es más que recomendable subir un poco la ingesta de proteína y reducir la de carbohidratos y grasas. El problema es que los alimentos vegetales ricos en proteínas también lo son en carbohidratos. Por tanto, si aumentamos las proteínas en la dieta vegana, muy probablemente aumentarán los carbohidratos y si disminuimos los carbohidratos, seguramente reduciremos la ingesta de proteína, lo que puede ser un problema en veganos que busquen perder grasa sin perder masa muscular. Esto no significa que llevando una dieta vegana no se pueda optimizar el proceso de pérdida de grasa, solo que se necesitará un alto grado de conocimiento a la hora de planificarla correctamente.

DIETA PALEO

La «dieta paleo» o «dieta paleolítica» es el nombre comercial que se le ha atribuido a lo que se conoce como alimentación evolutiva. Este tipo de alimentación consiste en comer solo alimentos que comían nuestros ancestros cazadores-recolectores hace miles de años. Se basa en la teoría de que, puesto que este tipo de alimentación fue la base dietética de nuestros ancestros durante millones de años, nuestros genes están adaptados a esa forma de comer. Los cambios profundos en la dieta y el estilo de vida después de la introducción de la agricultura y la cría de animales hace diez mil años han sido demasiado recientes en una escala de tiempo evolutiva para un ajuste del genoma humano. Por eso esta dieta no suele incluir cereales ni legumbres. Tampoco lácteos. Lo cierto es que la mayoría de las propuestas de este tipo de dieta son más anecdóticas que otra cosa.

ERRORES MÁS COMUNES DE LA DIETA PALEO

No existía una dieta universal en el Paleolítico. Cuando se habla de «paleodieta» se suele aludir a ciertas cuestiones que se alejan de la realidad. El principal error es asumir que nuestros ancestros comían todos de manera homogénea. Como se ha demostrado, la dieta entre diferentes poblaciones ancestrales variaba muchísimo, ya que los alimentos que ofrecía el entorno eran muy distintos según el clima, la latitud, la altitud o la estación del año. Por tanto, no se trata de una «dieta» concreta, con unos porcentajes de macronutrientes únicos, con unos alimentos específicos.

Podemos ver ejemplos muy distantes entre sí. Por ejemplo, los inuit (esquimales), otras tribus indígenas del Ártico y los masáis tienen un patrón dietético más alto en grasas y proteínas. Por el contrario, los hadzas o los kitavas mantienen una alimentación rica en carbohidratos desde sus orígenes. La miel natural, cuyo componente principal es el azúcar, ha sido un alimento importante para casi todos los cazadores-recolectores (Marlowe *et al.*, 2014). Más adelante hablaré de las dietas de estas tribus y de cómo mantienen un estado de salud adecuado. En definitiva, nuestros ancestros tenían dietas muy variadas según la zona geográfica donde habitaban.

La connotación de troglodita. La imagen de nuestros ancestros como cavernícolas que se alimentaban de carne cruda tiene más de ficción que de realidad. Aunque se piensa que nuestros antepasados eran cazadores que se alimentaban exclusivamente de carne, esto no es cierto. De hecho, los cazadores-recolectores eran más recolectores que cazadores, es decir, se alimentaban sobre todo de vegetales y, en menor proporción, de alimentos de origen animal (aunque esto depende de la tribu y de la época del año). A pesar de todo, muchas personas creen que la dieta paleo consiste en alimentarse básicamente de proteína animal, en especial de carne. Esto es falso.

Algunos investigadores se han basado en la dieta de los masáis de África oriental, los inuit y las tribus de pastores del Ártico, integrada principalmente por alimentos de origen animal, grasas y proteínas, para extrapolar la idea de que así era la alimentación del ser humano en el Paleolítico. Sin embargo, tanto el pastoreo como la vida en el Ártico son fenómenos relativamente próximos, de menos de diez mil años, es decir, más recientes que la revolución agrícola que tuvo lugar hace diez mil años. Esto significa que los cereales como el trigo ya formaban parte de nuestra alimentación antes de que existiesen las tribus que se alimentan principalmente de comida de origen animal. Por tanto, estas tribus no son representativas de las culturas de cazadores-recolectores del Paleolítico (Pontzer *et al.*, 2021).

> El argumento de los seguidores fieles de la dieta paleo de que no estamos adaptados a comer cereales, ya que estos se introdujeron en nuestra alimentación hace solo diez mil años, choca con el hecho de que la dieta que proponen surgió después de la revolución agrícola y solo es practicada por unas pocas tribus.

La dieta paleolítica real no tenía por qué ser baja en carbohidratos ni alta en proteína o grasa ni en carne, y mucho menos a base de carne cruda.

No es una dieta baja en carbohidratos y no hay por qué eliminar los cereales integrales. Quizá el error más extendido entre los seguidores de la dieta paleo sea suponer que esta es alta en grasas y baja en carbohidratos y que además no incluye cereales. No es cierto. En la última década, los arqueólogos han mejorado las técnicas de análisis y han encontrado restos de cereales y legumbres y de plantas ricas en almidón entre los dientes de seres humanos que datan de hace 600.000 años

(Henry *et al.*, 2014). Semillas, raíces, frutas, sorgo o miel son algunos ejemplos de alimentos que formaban parte de la dieta de nuestros ancestros. Incluso hay alguna evidencia de que durante el Paleolítico ya refinaban los primeros cereales, concretamente los habitantes de Paglicci, en el sur de Italia (Mariotti *et al.*, 2015). Hay extracciones de almidón de piedra de molienda de hace 105.000 años, es decir, en la Edad de Piedra (Mercader *et al.,* 2009). Estos datos muestran que los primeros *Homo sapiens* ya comían semillas y cereales. Las dietas de los cazadores-recolectores tendían a ser menos calóricas y más ricas en fibra y micronutrientes que las dietas modernas, pero no necesariamente eran más bajas en carbohidratos como suele creerse (Pontzer *et al.*, 2018).

Muchas personas sanas dejan de comer cereales integrales por la falsa creencia de que son perjudiciales para la salud. Se ha extendido la idea de que los cereales integrales son inflamatorios, lo que a la larga podría llevar a una inflamación crónica del organismo. Sin embargo, la evidencia científica demuestra que esta afirmación no es cierta (Ferrucci *et al.*, 2006; Fardet *et al.*, 2010; Johnson y Fritsche, 2012; Rahmani *et al.*, 2020). Los cereales integrales, más allá de contener ácidos grasos omega 6, contienen altas cantidades de compuestos bioactivos que incluyen fibra, vitaminas B y E, magnesio, antioxidantes y fitoestrógenos. De hecho, un mayor consumo de cereales integrales se asocia con un menor riesgo de mortalidad y morbilidad (Zong *et al.*, 2016). ¿Qué sentido tiene eliminar los cereales integrales o las legumbres de la dieta cuando han sido alimentos ancestrales y nos proporcionan beneficios? De hecho, algunos estudios muestran que eliminarlos de la dieta empeora nuestra microbiota intestinal (Genoni *et al.*, 2020).

Hoy en día además sabemos que una dieta muy baja en carbohidratos o cetogénica, a largo plazo, no optimiza la microbiota intestinal debido a la eliminación de muchos alimentos que favorecen la diversidad microbiana (Rinninella *et al.,* 2019) comparada con una dieta saludable variada.

LO MEJOR DE LA DIETA PALEO

Pese a estos errores de interpretación y pese a eliminar alimentos de la dieta que son aptos sea cual sea nuestro objetivo, la dieta paleo se basa en una premisa muy acertada: comer comida real y evitar ultraprocesados. La dieta paleo presenta características tales como un alto contenido de ácidos grasos insaturados, antioxidantes, fibra, vitaminas y fitoquímicos en una sinergia que beneficia la salud.

Con respecto a la dieta paleo para la pérdida de peso, la evidencia científica apunta hacia una reducción consistente del peso y la masa de grasa corporal, ya sea en estudios a corto o a largo plazo. Los mecanismos por los que esto ocurre son los mismos que los del *real food* o *real fooding,* es decir, comer comida real nos hace ingerir menos calorías y nos sacia más, por lo que favorece y facilita el déficit calórico. Pero, por otro lado, también comparte las mismas limitaciones que el *real food,* con el añadido de que esta dieta prohíbe alimentos perfectamente válidos, como los cereales integrales, las legumbres o los lácteos. Esto la convierte en un tipo de alimentación mucho más rígido que el *real food.*

REAL FOODING

El *real food* es un movimiento que implica un estilo de alimentación. Hace alusión a comer «comida real» y a erradicar de la dieta los productos ultraprocesados y la comida basura. ¿Qué es comida real? ¿Acaso los dónuts son holografías virtuales en 3D? Entendemos por comida real aquella comida no procesada o mínimamente procesada. Según este movimiento, lo ideal es comer alimentos con pocos ingredientes. El único ingrediente del pollo debería ser pollo. Sin embargo, si comemos «nuggets» de pollo, la cosa cambia. A continuación tienes un ejemplo de los ingredientes de una marca de «nuggets» de pollo. El porcentaje de carne es ínfimo y la cantidad de ingredientes añadidos es enorme.

NUGGETS DE POLLO

Ingredientes: Carne de pollo separada mecánicamente (39 %), pechuga de pollo (16 %), preparado para empanar (harina de **trigo**, agua, aceite de oliva, sal, gasificantes (E-450i, E-500ii)), harina de **trigo**, aceite de girasol, agua, almidón de **trigo**, dextrosa, fibra vegetal, almidón de maíz, gasificantes (E-450i, E-500ii). Puede contener trazas de: **crustáceos, huevos, pescado, soja, moluscos y derivados lácteos.**

Figura 20: Lista de ingredientes de «nuggets» de pollo congelados.

Verduras, fruta, pescados, carnes, lácteos, legumbres, huevos, cereales integrales. Todo esto es comida real que encontramos en la naturaleza, sin nada añadido más allá del producto en sí mismo. Por tanto, fomenta todos aquellos alimentos que puedes encontrar en el mercado de cualquier plaza o pueblo, que van directamente del campo a la tienda sin sufrir ningún procesado industrial, y anima a reducir o eliminar los ultraprocesados.

Aunque el *real food* o *real fooding* suena novedoso, tiene poco de innovador. Básicamente consiste en lo que dietistas y nutricionistas llevamos décadas repitiendo, pero solo recientemente el movimiento ha calado en la población. Nadie en su sano juicio puede estar en contra de comer comida real. Esta debe ser la prioridad número uno. Ahora bien, gracias a los avances en tecnología y seguridad alimentaria, podemos consumir gran cantidad de alimentos envasados, enlatados o congelados que no perjudican nuestra salud y que incluso son más que recomendables.

PROCESADOS SÍ O NO

No se trata de algo tan categórico como comida real = saludable y ultraprocesados = no saludables. Entre ambos hay multitud de alimentos con diferentes grados de procesamiento que pueden ser más que adecuados en una dieta saludable, como ya vimos en el capítulo en el que hablé de los ultraprocesados.

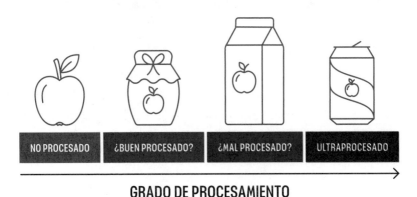

Figura 21: Diferentes grados de procesamiento de una manzana.

Aunque está bien elegir alimentos con un ingrediente o con pocos ingredientes, no es necesario obsesionarse y llevarlo al extremo. Algunos alimentos procesados de buena calidad llevan varios ingredientes y no suponen ningún problema. En el *real fooding* se marcan hasta un máximo de cinco ingredientes, pero en mi opinión eso es poner un número aleatorio, pues hay procesados con esos ingredientes o menos que no son muy recomendables y viceversa. Además, es común añadir ciertos aditivos que no perjudican nuestra salud y que ayudan al control alimentario. El problema es cuando abusamos de comida ultraprocesada como estos «nuggets» de pollo donde, como ves, la lista de ingredientes es kilométrica.

La comida precocinada abunda en los supermercados. Desde salchichas procesadas hasta pizzas que solo tenemos que calentar en el horno, pasando por croquetas congeladas listas para freír o bollería industrial. Estos ultraprocesados suelen ser altos en azúcares añadidos, sal y grasas trans. Por el contrario, existen muchos alimentos procesados (no considerados ultraprocesados) que son perfectamente válidos para perder peso o mejorar la salud. Un ejemplo serían algunas comidas listas para consumir, ya que el concepto de que comida rápida equivale a comida basura no tiene por qué ser cierto. Hay comida lista para comer que es saludable o puede serlo si se reformula ligeramente. En las estanterías de los supermercados encontramos comida enlatada lista para calentar o para consumir directamente que es óptima. Bolsas de verduras, arroz o quinoa para microondas que están listas en un minuto. En lugar de eliminar tales alimentos, debemos reconocer su utilidad (fáciles y rápidos de preparar) y saber que esto podría tener un impacto significativo en la mejora de la calidad nutricional y la salud a nivel de la población. Otros procesados saludables serían el pan cien por cien integral, los encurtidos, el aceite de oliva virgen, lácteos como el yogur natural o el queso, legumbres o pescados en conserva o enlatados, tofu o tempeh, verduras y frutas envasadas o congeladas, cacao puro, etc.

REAL FOODING Y SALUD

Uno de los reproches que dietistas o nutricionistas hacen a este movimiento es su tendencia al radicalismo. Como suele ser habitual, el ser humano se posiciona a veces en los extremos. Las dietas excesivamente rígidas y poco flexibles no son buenas aliadas, tal como veremos más adelante. Suelen generar poca adherencia, peores resultados a largo plazo cuando el objetivo es perder peso y pueden provocar ansiedad, frustración, depresión o trastornos de la conducta alimentaria.

Aunque el *real food* no es una dieta rígida, ya que ni siquiera es una dieta en sí misma, sí que se la relaciona con el riesgo de sufrir ortorexia. La ortorexia se define como la obsesión por comer alimentos saludables para lograr, por ejemplo, una mejor salud. Al tratarse de un fenómeno novedoso, la ortorexia no está reconocida como enfermedad. Tanto médicos como académicos han cuestionado si la ortorexia debe considerarse un trastorno, una adicción conductual o un hábito dietético extremo. Desde hace unos pocos años, se ha propuesto distinguir entre ortorexia sana y ortorexia nerviosa. La primera se referiría a un estilo alimentario saludable, lo cual sería positivo (Anastasiades y Argyrides, 2022). La segunda se referiría a un problema obsesivo y patológico incluido en el espectro de los trastornos de la conducta alimentaria (Barthels *et al.*, 2019).

> **ORTOREXIA NERVIOSA:** trastorno alimentario que sufre quien se obsesiona patológicamente por comer alimentos saludables; esto es, cuando comer sano se vuelve una obsesión.

Las investigaciones realizadas durante los últimos diez años muestran que el número de personas que sufren ortorexia va en aumento. Las personas con ortorexia prestan especial atención a la calidad de los alimentos que ingieren, lo que lleva a la eliminación de determinados productos de su dieta. Las restricciones dietéticas van acompañadas de estrés, ansiedad y autoaversión (Gortat *et al.*, 2021).

Un ejemplo. Este testimonio de una persona diagnosticada de ortorexia nerviosa se publicó en un periódico sueco (Håman *et al.*, 2015):

> Al final era imposible hacer más ejercicio o comer menos. Era imposible vomitar más o sentirse peor. Todo era ansiedad. No pude hacer ejercicio para quitarme la ansiedad. Tenía un dolor terrible y me sentía como una mierda. Al mismo tiempo, sentía que, si no hacía ejercicio, me moriría. Entonces tendría que suicidarme.

Los trastornos de la conducta alimentaria suelen ser muy complejos y multifactoriales. Predisposición genética, ansiedad, traumas o problemas emocionales son algunos de los factores que se interrelacionan para desarrollar ortorexia nerviosa y que van más allá de la comida.

REAL FOOD Y PÉRDIDA DE GRASA

Al margen del peligro de caer en la ortorexia que pueda representar el *real food* para algunas personas, la premisa de que comer comida real debe ser la base de nuestra alimentación es del todo acertada. A la hora de perder grasa corporal, la comida real nos ayuda por todos los motivos expuestos en capítulos anteriores. Por lo general y salvo excepciones, la comida real es menos calórica y más saludable que la comida ultraprocesada. Ingerir la matriz nutricional íntegra de los alimentos promueve una sinergia positiva en nuestro organismo. El alto contenido en fibra y micronutrientes naturales de alimentos como la verdura, los cereales, integrales, las legumbres, los tubérculos o las frutas hace además que la comida real sea más saciante y tengamos menos hambre. El conjunto de estos factores no solo hace que nuestra alimentación sea más saludable, sino que al dejarnos más saciados indirectamente facilita que consigamos un déficit calórico que nos hará perder grasa. Asimismo, la comida real no restringe ningún macronutriente en concreto (proteínas, carbohidratos o grasa) como hacen otras estrategias de alimentación.

Sin embargo, basarse sin más en comer comida real puede no ser suficiente cuando buscamos perder grasa corporal. A veces confundimos el valor energético de un alimento con su calidad. Alimentos saludables como, por ejemplo, los frutos secos, el coco o el aguacate son comida real pero contienen muchas calorías. Aunque su consumo es recomendable, no debe ser elevado, ya que el aporte calórico puede ser excesivo. Si no conseguimos mantener un déficit calórico, la pérdida de peso no se dará o se detendrá pasado un tiempo, ya comas dónuts o aguacates a mansalva.

AYUNO INTERMITENTE

Seguro que has oído hablar del ayuno intermitente, quizá incluso lo hayas practicado. La ciencia investiga cada vez más los posibles beneficios del ayuno en la salud y en la pérdida de peso, y en la actualidad es una estrategia nutricional muy extendida.

El ayuno intermitente consiste en reducir los días de la semana o las horas del día durante las cuales nos alimentamos. Puede hacerse alternando días de alimentación normal con días de ayuno completo a lo largo de la semana, es decir, comer un día sí y otro no, o durante el ciclo que dura un mismo día. En este caso, se hacen habitualmente protocolos de 16 horas de ayuno, por lo que solo nos alimentamos en la ventana de las 8 horas restantes del día. Esto se conoce como protocolo 16/8. En los días u horas de alimentación, no hay limitaciones ni restricciones de alimentos. Puedes comer cuanto quieras y los alimentos que quieras. Este es el principal problema de esta estrategia, ya que, aunque reduzcas la ventana de horas en las que te alimentas, si comes más calorías de la cuenta y no generas un déficit calórico, no perderás grasa. Un ejemplo curioso para ilustrar esto último son los luchadores de sumo de Japón.

El caso de los luchadores de sumo japoneses. Los luchadores de sumo tienen un evidente sobrepeso y exceso de tejido graso. Ingieren gran cantidad de comida, llegando incluso a las 20.000 calorías al día. Sin embargo, no se pasan todo el día comiendo: solo hacen dos grandes comidas diarias. En cierta manera, practican el ayuno intermitente, pero como están en superávit calórico crónico, presentan sobrepeso y adiposidad.

Por último, existen otros protocolos de ayuno intermitente conocidos y algo más extremos, como por ejemplo el ayuno 18/6 y el 20/4, donde el primer número representa las horas totales de ayuno durante el día y el segundo, la ventana diaria de tiempo en el que nos podemos alimentar. Cada uno decide cuándo será esa ventana de alimentación: hay quien prefiere la mañana y quien prefiere la noche. Este es otro de los errores que se cometen en este protocolo, puesto que cuándo comemos también importa, tal como explicaré más adelante.

BENEFICIOS DEL AYUNO INTERMITENTE

Ayuda a controlar la sobrealimentación. El estilo de vida actual, con un exceso de alimentos disponibles a nuestro alcance y un entorno obesogénico, sumado a las recomendaciones nutricionales contemporáneas que nos obligan a comer cinco veces al día nos ha llevado a ingerir alimentos constantemente a lo largo del día. Esto ha provocado que estemos sobrealimentados. Practicando el ayuno durante gran parte del día comeremos menos, lo que hará que la ingesta calórica tienda a ser menor que cuando no hacemos ayuno. Muchos estudios revelan que, al restringir el número de comidas diarias, aunque se coma a voluntad, se termina comiendo menos cantidad. Este es uno de los mayores beneficios del ayuno intermitente a la hora de bajar de peso.

Además, en nuestro estilo de vida cada vez es más común trasnochar, lo que transforma las cenas en una comida nocturna. A nivel evolutivo, los seres humanos se alimentaban durante las horas de sol y dormían durante la noche. Sin embargo, nuestro estilo de vida ya no se rige por los patrones de luz natural, ya no respeta los ritmos circadianos naturales, y por eso se nos ocurre cenar de madrugada.

RITMOS CIRCADIANOS: cambios físicos, mentales y conductuales que siguen un ciclo de veinticuatro horas. Estos procesos naturales responden, principalmente, a la luz y la oscuridad, y afectan a la mayoría de los seres vivos, incluidos los animales, las plantas y los microbios. La cronobiología es el estudio de los ritmos circadianos.

Puede ayudarnos a perder peso. El ayuno controlado puede favorecer la pérdida de peso en sujetos con sobrepeso. Esto lo ha hecho muy popular. Pero ¿cómo obra su magia el ayuno?

La clave se encuentra, una vez más, en el déficit calórico. Si comparamos los protocolos de ayuno intermitente con otros de alimentación que implican un déficit calórico, la pérdida de peso es prácticamente igual. Esto significa que el principal mecanismo por el que el ayuno intermitente nos hace perder peso es a través de la restricción calórica. Es decir, que si se pierde peso haciendo ayuno intermitente es porque el sujeto come menos calorías durante el día.

Algunos estudios con sujetos que siguen protocolos de ayuno pero sin provocar un déficit calórico demuestran que no se produce pérdida de peso (Templeman *et al.*, 2021). Si realizamos protocolos de ayuno 16/8 por ejemplo, pero en esas 8 horas de alimentación abusamos de comida hipercalórica de forma que nuestra ingesta supera diariamente a nuestro gasto, engordaremos a pesar del ayuno. Acuérdate de los luchadores de sumo. En resumen, una vez más, el principal protagonista (aunque no el único) es la restricción calórica.

Mejora la salud. Son muchos los estudios que demuestran que el ayuno controlado puede mejorar algunos problemas de salud a largo plazo, como por ejemplo la resistencia a la insulina, la inflamación crónica o el colesterol elevado entre otros. Esto lo convierte en una herramienta que podemos utilizar para mejorar nuestra salud cardiometabólica, siempre que el ayuno se haga bajo la supervisión de un profesional; los ayunos descontrolados o demasiado prolongados pueden perjudicar seriamente la salud.

De nuevo, si el ayuno mejora nuestra salud es porque indirectamente conlleva un déficit calórico. El déficit calórico por sí solo puede mejorar la salud de personas sobrealimentadas y con exceso de grasa corporal. Si debido a dicho déficit calórico se produce además una pérdida de grasa, las mejoras en la salud aumentarán de forma exponencial. No hay suficiente evidencia en humanos para confirmar que el ayuno intermitente mejore algún parámetro de salud si no lleva implícita una restricción energética. Hay que seguir investigando para concluir si el ayuno por sí mismo, sin inducir déficit calórico, puede mejorar la salud de manera significativa y con relevancia clínica.

Activa la autofagia. Los periodos de ayuno son necesarios para que ciertos procesos de regeneración celular se produzcan en nuestro organismo. Uno de los procesos más importantes asociados al ayuno y fundamental para mantener nuestra salud celular es la «autofagia».

> **AUTOFAGIA:** proceso celular por el que, mediante distintos mecanismos, nuestras células se encargan de «limpiarse» a sí mismas. Se degradan proteínas u organelos disfuncionales para mantener «limpias» nuestras células, ya que la acumulación de esa «basura» celular podría ser perjudicial a largo plazo.

Como proceso fisiológico de nuestro organismo, la autofagia debe funcionar de manera precisa y autorregulada. Por tanto, al igual que en todo aquello que ocurre en nuestro organismo, ni lo mucho ni lo poco se requiere. Una autofagia elevada de forma crónica llevaría al desgaste muscular, a la aparición de ciertas patologías e incluso a la muerte. Curiosamente, una autofagia disminuida de manera crónica también puede provocar pérdida de masa muscular y patologías (Jiao y Demontis, 2017). Las funciones biológicas en nuestro organismo siguen un estricto equilibrio de funcionamiento, algo clave para mantener la homeostasis interna.

> **HOMEOSTASIS:** equilibrio entre todos los sistemas del cuerpo necesarios para sobrevivir y funcionar correctamente.

Por esa razón no hay que dar por supuesto que es necesario aumentar la autofagia a toda costa. Eso dependerá del contexto de cada persona: estilo de vida, hábitos, alimentación, ejercicio, etc. Si hablamos de un sujeto sedentario, con sobrepeso, que come en exceso con frecuencia y además abusa de alimentos de mala calidad ricos en grasas y azúcares, seguramente tendrá disminuida la autofagia y sería adecuado establecer estrategias para aumentarla, entre otras cosas. Pero si hablamos de sujetos deportistas, con buena composición corporal, con una buena base de alimentación de calidad, seguramente la autofagia le funciona correctamente y no es necesario preocuparse ni andar pensando cómo aumentarla.

De hecho, a menudo veo en consulta a muchos deportistas, con buenos hábitos y buena composición corporal, que se preocupan en exceso por ayunar, por la autofagia o tienen miedo a sufrir resistencia a la insulina. ¿Debe un sujeto deportista, con buena composición corporal y que, además, come saludablemente seguir protocolos de ayuno para aumentar la autofagia? Como poder, puede, claro está, es opcional, pero no lo necesita. Es más, el propio ejercicio puede aumentar la autofagia de manera significativa como veremos a continuación.

ERRORES CONCEPTUALES ACERCA DEL AYUNO

No solo el ayuno activa la autofagia. El ayuno prolongado es una vía para elevar la autofagia, pero no la única ni seguramente la mejor. El ejercicio físico es una potente herramienta para elevar la autofagia, más interesante y efectiva que el ayuno, aunque la una no está reñida con la otra (Schwalm *et al.*, 2015). Un desajuste entre ingesta calórica y ejercicio físico, típico de un mundo occidentalizado sedentario y con sobrepeso, ha hecho que estrategias como el ayuno restablezcan ese equilibrio que nunca debió perderse regulando, entre otras cosas, la autofagia

Sin duda la mejor forma de regular adecuadamente la autofagia es mediante el ejercicio físico, llevando una alimentación saludable (hagas ayuno o no), manteniendo una buena composición corporal y dejando de preocuparte por mecanismos fisiológicos que no comprendes y que te causan un estrés añadido, el cual, a su vez, empeora la autofagia.

Además, cuando analizamos los mecanismos fisiológicos que se activan durante el ayuno para acelerar la autofagia, comprobamos que son los mismos que se activan cuando nos sometemos a una restricción calórica prolongada. De hecho, cuando hablamos de ayuno intermitente de corta duración (14-16 horas), la reducción en la ingesta calórica (déficit calórico) es el principal mediador en esa autofagia aumentada (Mehrabani *et al.*, 2020; Escobar *et al.*, 2019; Yang *et al.*, 2016). Por tanto, el propio déficit calórico que vas a crear para bajar de peso será más que suficiente para mejorar la autofagia, aunque no hagas ayuno.

El ayuno no siempre ha sido la norma en nuestros ancestros.
Nuestro genoma se perfiló hace miles de años, cuando el hombre era un cazador-recolector. En ese momento no había garantía de encontrar comida, lo que resultaba en periodos alternos de abundancia y escasez de alimentos. Esto no significa que haya que replicar sí o sí ese estilo de vida, puesto que si algo sabe hacer bien la propia existencia es adaptarnos.

Estas oscilaciones cíclicas entre periodos de abundancia y escasez de alimentos y entre ejercicio y descanso caracterizaron el periodo paleolítico. Sin embargo, tribus de cazadores-recolectores actuales, como los achés (también conocidos como guayakís), un pueblo aborigen de los montes de Paraguay, comen y picotean comida durante todo el día. Estos indígenas dedican gran parte del día a cazar. Por la noche disfrutan de su delicioso botín de carne. A la mañana siguiente se levantan poco antes del amanecer y comen naranjas, mandioca, miel y la carne sobrante de la noche anterior. Durante el arduo día de caza, van comiendo fruta, larvas o coco. La ingesta de comida en esta tribu de cazadores-recolectores es constante durante el día, sin periodos largos de ayuno (Hawkes *et al.*, 1982). Algo similar ocurre con los hadzas, esa tribu a la que le encanta comer miel a todas horas. Cuando ven un panal de miel, no dudan en comerla, sea la hora o el momento del día que sea.

En mi opinión, basada en la evidencia científica, nuestra evolución y mi práctica en consulta, simplemente se trata de encontrar el equilibrio mediante los distintos mecanismos que nos son naturales y que debemos incorporar sin forzarnos: ejercicio físico, actividad física, correcta alimentación, saludable pero flexible, sin atracones repetidos, alternada con restricciones energéticas o déficit calóricos (opcionalmente a través de ayunos), sin restricciones crónicas exageradas (solo puntuales).

UNA MUERTE ANUNCIADA

Todas las estrategias nutricionales mencionadas están respaldadas por la ciencia, lo cual no las hace ni mejores ni peores, pues, como hemos visto, cada una tiene aspectos positivos y aspectos negativos. Sin embargo, comparten dos características: el déficit calórico y que, tarde o temprano, fracasan.

Estas estrategias nutricionales nos ayudan a perder peso porque, de una manera o de otra, nos provocan un déficit calórico (Sacks *et al.*, 2009; Anton *et al.*, 2017).

La dieta cetogénica nos anima a elegir comida real y es saciante, lo cual hace que ingiramos menos calorías; además, la pérdida de glucógeno y de agua muscular conlleva una rápida pérdida de peso.

La dieta paleo y el *real food* nos hacen ingerir menos ultraprocesados, por lo que, al alimentarnos de comida real, reducimos las calorías que ingerimos.

El ayuno intermitente nos hace comer menos de manera indirecta, lo cual favorece el déficit calórico.

La dieta vegana nos proporciona exclusivamente alimentos vegetales, los cuales son menos calóricos y muy saciantes, lo que nos hace comer menos e ingerir menos calorías.

¿CÓMO FUNCIONAN LOS DIFERENTES TIPOS DE DIETA?

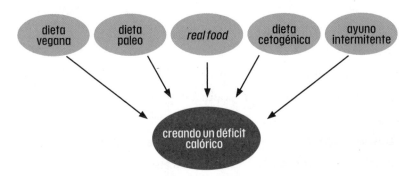

Figura 22: El mecanismo por el cual todas las estrategias nutricionales nos ayudan a perder peso es porque, de una manera o de otra, nos provocan un déficit calórico.

Si algo nos dicen la ciencia y la experiencia es que podemos bajar de peso con multitud de dietas, al margen de cómo estén estructuradas, siempre que estemos en déficit calórico. Ahora bien, esto no significa que cualquier dieta sea óptima.

> **Todas las dietas fracasan a medio o largo plazo.**

Aunque hay personas que se adhieren bien a alguna de estas estrategias nutricionales, la realidad es que la gran mayoría de la población termina tirando la toalla. Cada una de ellas tiene algún aspecto que lleva a quienes las comienzan a abandonar. Unas restringen macronutrientes o grupos de alimentos. Otras son rígidas, demasiado estrictas. Y otras son difíciles de soportar para algunos porque les hacen pasar mucha hambre.

Como veremos en el apartado siguiente, las dietas rígidas

fracasan a medio o largo plazo. Una alimentación saludable pero no tan estricta ha demostrado ser mucho más efectiva, ya que es más fácil de seguir a largo plazo. Es lo que denominamos «dieta flexible». A todo esto hay que sumarle que ninguna de estas estrategias nutricionales establece cantidades de alimentos, por lo que puedes comer cuanto quieras. Aunque al principio todas te harán comer menos y te ayudarán a perder peso, si no controlas la cantidad de alimentos que ingieres, tarde o temprano te estancarás y dejarás de perderlo. Esto hará que te frustres y termines abandonando.

¿POR QUÉ FRACASAN LAS DIETAS?

Percibí en su cara que quería decirme algo, pero no terminaba de soltarlo. El tiempo de consulta de Marisa, mi paciente, estaba llegando a su fin, pero su gesto incómodo delataba que le quedaba algo en el tintero. «Es su primera consulta, tendrá pudor a preguntarme ciertas cosas», pensé yo. Justo antes de levantarnos para despedirnos, Marisa me miró con cara de cordero degollado y me dijo: «Yo vengo decidida a hacerlo todo perfecto, pero ¿me dejarás una comida libre a la semana?». Justo en ese momento, invité a Marisa a sentarse de nuevo. No había empezado siquiera con la planificación nutricional y ya estaba pensando en la comida libre. Teníamos que aclarar algunos conceptos.

Marisa había hecho el clásico peregrinaje de ir de nutricionista en nutricionista o lo había intentado por su cuenta, alentada por blogs en internet, que le había llevado a sufrir infinidad de dietas restrictivas. Esto seguramente le había causado un exceso de ansiedad y la había llevado a fracasar una y otra vez. Esto es algo muy común. En la literatura científica se conoce como «síndrome de la dieta crónica». Se refiere a la práctica de seguir dietas demasiado estrictas que conducen a resultados físicos y psicológicos perjudiciales. En general, se trata de alguien que restringe severamente su ingesta calórica con regularidad como medio para perder peso. Estas personas a veces están obsesionadas con el peso y el tamaño del cuerpo, lo que las lleva a empezar y abandonar diferentes dietas para lograr su peso ideal. Subir y bajar de peso una y otra vez, ¿te suena? Estos ciclos de pérdida y ganancia de peso tienen un efecto negativo a largo plazo, tanto física como psicológicamente.

Sí, las dietas fracasan. Como expliqué antes, la palabra «dieta» proviene del término en latín *diaeta*, y este viene del término griego *díaita*, que significa «régimen de vida» y alude al conjunto y cantidades de los alimentos o mezcla de alimentos que se consumen habitualmente. Aquí es importante recalcar dos conceptos: «régimen de vida» y «habitualmente». Debemos entender la «dieta» como un hábito de alimentación permanente. Sin embargo, el concepto de «ponerse a dieta» ha pervertido el significado real de este término; lo entendemos como algo puntual, esporádico y rígido con un objetivo cortoplacista. Además, el concepto actual de dieta lleva consigo una connotación negativa, pesimista, de sufrimiento. Esto afecta psicológicamente a la persona que desea someterse a lo que ella considera «una tortura necesaria para conseguir un objetivo inmediato».

La rigidez alimentaria asociada al concepto actual de dieta es en buena medida la culpable de que esto sea así. Entendemos por rigidez en la dieta aquellas planificaciones nutricionales que no se adaptan a la realidad del mundo en que vivimos y establecen pautas alimentarias poco flexibles y demasiado bajas en calorías. Pollo, pescado hervido, brócoli, medio huevo duro, media manzana, lechuga y poco más... ¿Te suenan estas dietas? Son las clásicas dietas hipocalóricas extremas. Yo las llamo «dietas de cajón», porque suelen ser fotocopias de dietas de los años en los que el pelo cardado y los pantalones de campana arrasaban en las discotecas. Todas son idénticas: no tienen en cuenta el sexo, el peso corporal, los gustos nutricionales o cuándo hace ejercicio el sujeto en cuestión.

Los estudios arrojan resultados contundentes. Está más que demostrado que las dietas rígidas y excesivamente hipocalóricas llevan, tarde o temprano, al fracaso. Es cierto que algunos estudios revelan que las dietas hipocalóricas radicales a veces generan más adherencia en algunos sujetos con obesidad, ya que la motivación de ver que la báscula baja hace que persistan. Sin embargo, si dicha dieta hipocalórica es demasiado rígida, la gran mayoría de los sujetos no conseguirán mantenerla en el tiempo. No son pocos los estudios en los que las personas que llevaban una dieta rígida perdían menos peso (o incluso lo aumentaban) en comparación con los sujetos que tenían dietas flexibles. Pero lo peor es, sin duda, que las dietas rígidas se asocian con episodios de atracones más frecuentes y severos, mientras que las dietas flexibles se asocian con episodios de atracones menos frecuentes y menos graves, y una mayor probabilidad de reducción de peso exitosa (Westenhoefer *et al.*, 1999). Otros estudios muestran que las dietas excesivamente rígidas mantenidas en el tiempo se asocian con síntomas de ansiedad, depresión o trastornos de la conducta alimentaria (Stewart *et al.*, 2002; Smith *et al.*, 1999). Por el contrario, las dietas flexibles se relacionan con menores niveles de depresión y ansiedad.

Esta connotación negativa del término «dieta» hace un flaco favor al sujeto que decide mejorar sus hábitos nutricionales. Ya desde antes de empezar se puede percibir el fracaso. Los sujetos que se someten a dietas restrictivas una y otra vez a lo largo de su vida, tienden a comer en exceso los días previos al inicio de la nueva dieta, pues anticipan tiempos de restricción. Por eso tuve que explicarle a Marisa que debía olvidar el enfoque rígido de la alimentación, que la planificación nutricional debe ajustarse a los gustos y preferencias del sujeto y ser flexible. Esto probablemente evitará que Marisa tenga la necesidad de saltarse la dieta a lo salvaje para inundar su cerebro de dopamina y darle fuerza para soportar una semana más esa tortura llamada dieta rígida. Le expliqué a Marisa que no pasa nada por comer alguna comida fuera de la dieta. De hecho, puede ayudar a ganar adherencia al plan nutricional, aunque también puede arruinar los progresos, todo sea dicho. El problema aquí radica en la emoción. Si antes de comenzar la dieta, Marisa ya sentía la necesidad de saltársela es que algo fallaba en sus anteriores experiencias dietéticas.

Algunas personas piensan que seguir una dieta planificada, bien sea por parte de un dietista/nutricionista o por sí mismas, es sinónimo de caer en trastornos alimentarios o tener una relación tóxica con la comida. Nada más lejos de la realidad. La ciencia nos dice que seguir una planificación nutricional adecuada no está relacionado con ninguno de estos problemas. Un estudio reciente reveló que seguir una dieta dentro del contexto de unas pautas dietéticas que fomentan la restricción flexible puede considerarse un método eficaz para modificar la ingesta dietética sin inducir síntomas de trastornos alimentarios u otros efectos negativos en la salud mental (Hahn *et al.*, 2021).

La mejor dieta es la que se hace a largo plazo, la que es sostenible, la que no crea frustración. La adherencia a la dieta es un factor crucial. Las dietas flexibles son un buen punto de partida para ayudar a instaurar esos hábitos nutricionales de por vida, que es de lo que se trata. ¿Cómo sabemos si una dieta es flexible o rígida? No lo sabemos, eso depende de cada uno de nosotros. Aunque no me gusta hablar de porcentajes ni de números concretos, podríamos decir que una dieta flexible debe estar basada en alimentos saludables en un 80-90 %. Para el 10-20 % restante podemos optar por algunos alimentos placenteros. Esto hará que disminuya tu nivel de ansiedad, que no tengas el deseo constante de comer ultraprocesados o que no sientas la necesidad de darte un atracón de comida basura cada dos días. Estas conductas suelen provocar un gran sentimiento de culpa al día siguiente, lo que lleva a algunos a intentar compensarlo no comiendo en todo el día o dándose una paliza en el gimnasio. Otros, en cambio, se sentirán ansiosos porque saben que vuelven a la dieta rígida. Por no hablar de que esa ingesta masiva y descontrolada de calorías probablemente arruinará los progresos de toda la semana.

En el siguiente capítulo te propongo soluciones. El objetivo es ganar adherencia a un estilo de alimentación para asegurar objetivos a largo plazo. No es «una dieta» más, de esas rígidas y estrictas que te hacen perder peso a corto plazo pero que son insostenibles en el tiempo para la mayoría de nosotros. Te propongo una dieta flexible en la que tú elabores y elijas los alimentos que más te gusten en las cantidades óptimas en función de tu peso corporal.

BLOQUE 2
DIETA FLEXIBLE

4. PONIENDO SOLUCIONES

«El lunes me pongo a dieta». Estoy seguro de que alguna vez has dicho esta frase. Yo mismo la dije en su momento. Esta frase es interesante porque lleva un mensaje implícito: «Sé que cuando empiece la dieta tendré prohibido comer ciertos alimentos, por lo que me voy a dar un último homenaje y ya el lunes empiezo con el sufrimiento».

Pensamos que, a mayor restricción y sufrimiento, mejores resultados tendremos. «Una vez que empiece la dieta, ya puedo olvidarme de comer nada dulce». Al comenzar una dieta, la escasez de las raciones y la prohibición de ciertos alimentos son fáciles de llevar. Estás motivado por tu decisión y te sientes empoderado por haber tomado las riendas de tu salud. Pero esto es una ilusión: tarde o temprano esa motivación se convierte en frustración. El deseo de saltarte la dieta y comer todos esos alimentos que llevas semanas sin probar será cada vez mayor. La mejor forma de que te apetezca alguna comida concreta es que te la prohíban. Si te dijera que hoy no vas a comer pizza, seguramente te daría igual. Pero si te digo que no volverás a comer pizza en la vida, es muy probable que el deseo de comerla se multiplique.

Nuestro cerebro responde así ante las prohibiciones. Sin

embargo, si en lugar de prohibir nada gestionamos su ingesta de manera controlada, podemos evitar caer en el error de la dieta del «todo o nada». Eso es la dieta flexible.

LA DIETA FLEXIBLE

La dieta flexible no es un concepto nuevo, aunque todavía no ha calado en la población. Incluso muchos profesionales de la salud o la nutrición desconocen los importantes beneficios de esta estrategia nutricional. En 1991, Westenhoefer propuso dos categorías para la restricción de alimentos en las dietas: dietas flexibles y dietas rígidas.

- Las **dietas rígidas** suponen un enfoque de «todo o nada» a la hora de comer. Consisten en la prohibición radical de ciertos alimentos que popularmente se consideran poco saludables o hipercalóricos.
- Las **dietas flexibles** son más dinámicas y complacientes, y permiten la inclusión de porciones pequeñas de alimentos que no serían tan recomendables en una dieta clásica de pérdida de grasa.

Numerosos estudios han demostrado que las dietas flexibles son más exitosas que las dietas rígidas a la hora de conseguir una pérdida de grasa a largo plazo. Las dietas rígidas fracasan casi siempre. Provocan más ansiedad, pérdida de motivación, abandono, menor pérdida de grasa, mayor riesgo de sufrir trastornos alimentarios, episodios de atracones, frustración, depresión o irritabilidad que las dietas flexibles.

Está demostrado que el enfoque maniqueísta de la alimentación (clasificar los alimentos como «buenos» o «malos» de una manera categórica, extrema y sin valorar el contexto de cada persona) es uno de los principales factores que lleva al fracaso, a la recuperación del peso perdido tras someterse a una dieta y a trastornos de la conducta alimentaria. Por el contrario, un enfoque dietético más flexible no se basa en el todo o nada. Más bien orienta sobre cuáles son los alimentos que debemos consumir con más frecuencia y cuáles debemos limitar, pero no los prohíbe radicalmente.

Hay quienes piensan que cualquier planificación nutricional es ya rígida en su origen y que no debería seguirse ninguna dieta, sino comer de manera intuitiva.

> **INTUITIVE EATING:** comer sin una planificación nutricional concreta, simplemente escuchando y atendiendo a nuestros mecanismos internos de hambre y saciedad.

Esto sin duda sería lo ideal, pero, teniendo en cuenta el entorno obesogénico en el que vivimos y el desbarajuste que sufrimos en los mecanismos de hambre y saciedad, comer de manera intuitiva se vuelve casi utópico para muchas personas, más aún cuando el objetivo es perder grasa corporal. Comer de manera intuitiva y perder grasa de manera sostenida en el tiempo es muy difícil y no está al alcance de todo el mundo. Actualmente, nos hemos desconectado demasiado de nuestro entorno ancestral. Vivimos con una sobreexposición a alimentos basura. Además, la ingesta excesiva de este tipo de alimentos altera los mecanismos reguladores del hambre y la saciedad en nuestro cerebro, haciendo que no sean todo lo fiables que nos gustaría.

Es un error pensar que cualquier dieta debe ser por definición algo rígido. Se pueden realizar planificaciones nutricionales flexibles. Evidentemente, esto no significa dar rienda suelta al consumo de alimentos basura. Como expliqué antes, una regla fácil y simple que se asocia a las dietas flexibles es la del 80-20 o 90-10. Esto significa que el 80-90 % de la dieta debe estar compuesto por alimentos integrales, naturales y ricos en nutrientes y que solo el 10-20 % puede incluir algunos de los alimentos «prohibidos» que los enfoques dietéticos más rígidos eliminan, lo que permitirá una mejor adherencia a la dieta, mejores resultados y, al contrario de lo que muchos piensan, también nos proporcionará una buena salud física y mental.

Aquí me gustaría matizar algo. Hay personas que pueden llevar una dieta compuesta al cien por cien por alimentos saludables, tener adherencia a ella y conseguir objetivos sin frustración ni recuperación de peso. Nadie te obliga a llevar una dieta flexible si prefieres seguir una más rígida. Sin embargo, esto no es así para la gran mayoría de las personas. Además, hay una delgada línea entre sentir que vas mejor con una dieta rígida porque te sientes bien psicológicamente y el riesgo de caer en la ortorexia no saludable. ¿Te sientes mal si un día comes alimentos considerados no saludables? ¿Dejas de acudir a fiestas o eventos importantes con familia o amigos por no saltarte la dieta? ¿Puedes mantener a largo plazo un enfoque rígido en la dieta sin deseo extremo de comer alimentos poco saludables o meterte atracones? Es complicado valorar cuándo se está siguiendo una dieta rígida de manera saludable y cuándo no. Por tanto, la mejor elección será casi siempre optar por una dieta flexible.

GENERAR UN DÉFICIT CALÓRICO

Roberto era mi siguiente paciente en aquella tarde fría y lluviosa. Venía a consulta por primera vez con el objetivo de perder grasa corporal. Mientras rellenaba su hoja de anamnesis, Roberto me dijo textualmente: «... me puse a perder peso por mi cuenta, quitándome la comida basura y comiendo comida no procesada. Al principio me fue muy bien y perdí unos kilos, pero luego me estanqué. Ya no hubo manera de bajar más peso. No sé qué me pasa, porque como de manera saludable pero no consigo bajar. Yo creo que tengo algún problema».

Este argumento es bastante común en consulta. Muchas personas intentan perder peso empezando a alimentarse con comida más saludable. Al principio consiguen algún resultado, pero tras una rápida pérdida de peso inicial, ya no hay manera de bajar más. Llegados a este punto, achacan la falta de progreso a algún problema metabólico. El estancamiento se convierte en frustración y en pérdida de motivación, lo cual lleva inevitablemente al retorno a los hábitos nutricionales previos y a recuperar el peso perdido. Y así una y otra vez.

Roberto estaba desesperado. Acudía a mí en busca de una solución a su imaginario problema. Él quería saber si tenía algún problema metabólico o de salud que le impidiese perder peso. Su mirada, atenta y nerviosa, delataba su desesperanza, a la vez que cierta ilusión por recibir de una vez por todas la respuesta a su «problema». Sin embargo, mi primer comentario ante su exposición argumentativa no fue lo que él esperaba. «¿Tú qué desayunas?», fue mi respuesta. Responder a una pregunta con otra pregunta a veces es incómodo, pero son ya muchos años de experiencia en consulta y siempre voy al grano. Roberto se quedó de piedra. La media sonrisa que tenía se esfumó de repente. «Aunque no podemos descartar nada, no creo que tengas ningún problema. Cuéntame, ¿qué desayunas?», repetí.

Roberto contestó: «Pues muy sano todo. Suelo tomar una tostada de pan integral de centeno con aceite de oliva virgen extra. Luego le añado un poco de aguacate, queso fresco y unas nueces. Y termino con un plátano». Era cierto, el desayuno de Roberto era muy saludable, pero suponía unas 500 kilocalorías. Esto no sería ningún exceso si Roberto comiese menos calorías el resto del día o si solo hiciese dos o tres comidas al día. Roberto comía cinco veces al día, todo muy saludable, es cierto, pero su ingesta calórica superaba con creces su gasto energético diario. Roberto entrenaba tres veces a la semana y no era una persona demasiado activa.

Es común que al pasar de una mala alimentación basada en gran parte en productos ultraprocesados, comida basura, alcohol o fritos a una alimentación basada en alimentos saludables haya pérdida de peso, debido a que, al consumir este tipo de comida saludable, ingerimos menos calorías. Además de la disminución de la ingesta energética, la comida saludable tiene otras virtudes que nos ayudan a perder peso, pero, en resumidas cuentas, el motivo principal es que terminamos ingiriendo menos calorías al cabo del día cuando nos alimentamos con comida real y saludable. Más adelante veremos esos otros motivos por los cuales la comida saludable nos ayuda a controlar nuestro peso.

El problema es que, en muchísimas ocasiones, después de esa pérdida de peso inicial suele haber un estancamiento debido a que el total calórico ingerido a través de la comida saludable no basta para crear un déficit calórico que nos permita seguir perdiendo peso. Dije antes que confundimos calorías con calidad nutricional. Si nos excedemos a diario en la ingesta de calorías por encima de las que gastamos, sea comida saludable o no, la pérdida de peso se estancará. A veces incluso podemos ganar peso en lugar de seguir bajando. Ganar peso consumiendo comida saludable es difícil, pero puede ocurrir. Más adelante veremos el motivo.

> El control del peso corporal y la fisiología humana son demasiado complejos para resumirlos en un simple «comer menos y moverse más», pero crear un déficit calórico crónico es imprescindible para perder peso.

Laura era una chica muy alegre y divertida. Cada vez que venía a consulta me reía mucho con ella. Además, era disciplinada, responsable y trabajadora. Sufría bastante estrés, ya que era directora de una importante empresa y tenía muchos empleados a su cargo. Trabajaba muchas horas y lo hacía bajo mucha presión. Tanta que apenas comía durante el día. Laura no desayunaba: se levantaba temprano sin hambre y se iba a toda prisa al trabajo. A mediodía comía una ensalada con atún y una fruta de postre. No merendaba más que un café y un yogur, pues tenía asuntos más importantes que atender en su empresa como para detenerse a comer tranquilamente. Sí, en la actualidad priorizamos muchas tareas por encima de nuestras necesidades básicas. Al llegar a casa por la noche, Laura estaba agotada, pero satisfecha con su jornada laboral. Su empresa iba muy bien y tanto estrés diario estaba dando sus frutos a nivel económico. Entonces llegaba el único momento del día en el que Laura se relajaba y su cuerpo le pedía la recompensa por un día duro de trabajo: un poco de música, una botella de vino, picoteo sin control y una pizza precocinada en el horno porque no tenía ganas de cocinar.

Laura era consciente de que las cenas eran su problema. Aunque comía poco durante el día, las cenas eran un descontrol total. Aparte de no ser saludables, los excesos nocturnos para compensar le proporcionaban una cantidad de calorías que excedía con creces el gasto. Laura no era consciente de que el verdadero problema radicaba en su descuido de la alimentación diaria y el exceso de estrés. Además, las calorías que Laura ingería en la cena no justificaban el peso que había ganado. Tenía que haber algo más. Y vaya si lo había. Laura no solo se refugiaba en las cenas para calmar su estrés diario con comida basura y algo de alcohol, sino que el fin de semana era el único momento en el que Laura podía desconectar y pasarlo bien. Le encantaba salir a tapear, tomar unas cervezas con los amigos, cenar en buenos restaurantes y, por qué no, tomar unas copas después. A menudo, los fines de semana se convierten en el enemigo número uno a la hora de perder peso. Los excesos de los días festivos muchas veces destrozan el déficit calórico que hayamos podido generar durante la semana (Racette *et al.*, 2008). Es muy común comer adecuadamente durante la semana y luego tirarlo todo por la borda el fin de semana. Pero ¿pueden esos dos días arruinar nuestro progreso si luego nos portamos bien durante el resto de la semana? Por supuesto que sí, ya que es muy fácil excedernos en calorías esos días y superar con creces el déficit calórico creado durante la semana.

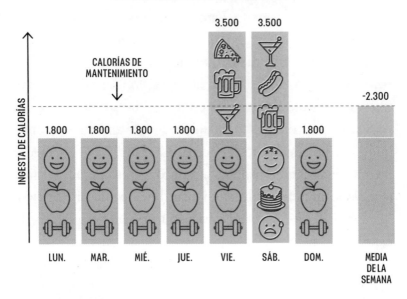

Figura 23: Descontrolar excesivamente la dieta durante el fin de semana puede arruinar los progresos cuando el objetivo es perder grasa corporal.

La dieta flexible no consiste en saltarse la dieta cada día. Tampoco en pegarte atracones nocturnos o de fin de semana. Hay una pequeña pero enorme diferencia entre llevar una dieta flexible y comer de manera desastrosa.

> La dieta flexible se basa principalmente en comida saludable, pero admite algunos alimentos poco recomendables para ser ingeridos de manera abusiva pero adecuados para consumirlos en pequeñas porciones incluso a diario.

Además, cuando se sigue una dieta flexible no suele darse ese anhelo constante de comer comida basura o pegarnos un atracón el fin de semana. Esto no significa que con la dieta flexible no puedas comer puntualmente algo que te apetezca y que no entra en la dieta, aunque sea poco saludable o hipercalórico. No, de hecho, como te propondré más adelante, podrás hacerlo. La clave está en que, al no ser una dieta tan rígida, el deseo de saltártela o de comer alimentos menos saludables disminuirá y, aunque lo hagas puntualmente, el factor psicológico será muy distinto. No lo harás por una necesidad imperiosa de saltarte la dieta, como le ocurría a Marisa, ¿te acuerdas de Marisa?, la paciente que antes de empezar la dieta ya estaba pensando en si podía saltársela el fin de semana. O al menos, la necesidad no será tan intensa. Seguro que te apetecerá comer otras cosas, nos pasa a todos, pero el hambre será fisiológica, no emocional, por lo que comerás lo justo.

NO SOLO IMPORTA LA CANTIDAD, TAMBIÉN LA CALIDAD DE LOS ALIMENTOS

En 2010, Mark Haub, profesor de Nutrición de la Universidad de Kansas, realizó un interesante experimento dietético (Park, M., 2010): quiso comprobar si podía perder peso ingiriendo menos calorías de las que gastaba pero comiendo solo productos ultraprocesados. Basó su alimentación en los Twinkies (unos bollitos rellenos de crema muy conocidos en Estados Unidos). Durante diez semanas comió uno de estos pasteles azucarados cada tres horas. Para agregar variedad en su ingesta constante de Twinkies, comía chips de Doritos, cereales azucarados y galletas Oreo. Sus reglas fueron simples:

- Limitar la ingesta calórica a 1.800 calorías al día (venía consumiendo unas 2.600 calorías al día antes de empezar).
- Comer Twinkies azucarados cada 3 horas.
- Comer algunas verduras, como zanahorias pequeñas, a diario.
- Beber un batido de proteínas a diario.
- Tomar un multivitamínico todos los días para suplir la carencia de vitaminas y minerales de esta dieta.
- Mantener el mismo nivel de actividad física moderada que antes de iniciar la dieta.

La premisa de este profesor era demostrar a sus alumnos que lo que más importa en la pérdida de peso es el déficit calórico, por encima de cualquier otro factor, incluso por encima del valor nutricional o la calidad de dichos alimentos. Después de diez semanas, Mark Haub había perdido más de 12 kilos y además había mejorado los niveles de glucosa, colesterol y triglicéridos en sangre. La grasa corporal de Haub se redujo del 33,4 % al 24,9 %.

«Parece haber una desconexión entre comer sano y estar sano. Puede que no sea lo mismo. Antes del experimento comía más saludable, pero no estaba sano. Comía demasiado», dijo el profesor al terminar su experimento. Al crear un déficit calórico, se produce una pérdida de grasa corporal, al margen del tipo de alimento ingerido. Asimismo, pueden mejorar algunos parámetros de salud como el colesterol, la glucosa en sangre o la tensión arterial, ya que el sobrepeso o la obesidad son los principales determinantes (no los únicos) de que se den estas alteraciones de salud en la población.

¿Significa esto que estando en déficit calórico da igual el tipo de alimentos que comamos? No, en absoluto. Aunque este profesor compensó en cierta manera las carencias de esta nefasta dieta a través de la ingesta de batidos de proteína, multivitamínicos y alguna que otra verdura, mantenerla a largo plazo perjudicaría nuestra salud. Una cosa es el efecto de una dieta así a corto plazo y otra bien distinta a largo plazo. Además, desconocemos qué efecto tuvo esta dieta en otros tejidos como el muscular o el óseo. Perder ambos es contraproducente tanto para la salud como para nuestro estado físico. Ya sabemos que no se trata de perder peso, sino de perder grasa corporal y mejorar nuestra masa muscular y ósea. Por último, mantener un déficit calórico a base de estos productos es insostenible, ya que, al tratarse de productos hipercalóricos con bajo poder saciante y ricos en azúcares y grasas, el hambre se apoderará de nosotros haciendo que sea difícil mantener esa ingesta energética baja. El éxito a largo plazo dependerá de ello, ya que la elección adecuada de alimentos también actuará sobre nuestros niveles de saciedad, algo fundamental para mejorar la adherencia a la dieta.

Por tanto, por mucho que un déficit calórico nos asegure la pérdida de grasa corporal, la elección de los alimentos y su calidad son fundamentales. El hecho de entender que una dieta no debería ser algo cortoplacista, sino que, en realidad, consiste en incorporar hábitos nutricionales saludables que se puedan mantener el resto de la vida es una premisa que siempre debemos tener presente.

> La elección de alimentos saludables es importante para mantener o mejorar nuestra salud general y además mejorar la composición corporal (músculo y grasa) de manera independiente al peso corporal.

Antes de ayudarte a construir y crear tu propia dieta, es necesario que nos adentremos un poco más en el conocimiento de los principales nutrientes: proteínas, carbohidratos y grasas.

5. MACRONUTRIENTES Y ALIMENTOS

Para poder elaborar tu propia dieta, es necesario conocer y distinguir los alimentos en función de sus macronutrientes. Ya hemos visto que existen tres macronutrientes principales: proteínas, carbohidratos y grasas.

PROTEÍNAS

Cuando decimos que un alimento es rico en proteínas nos referimos a que contiene una cantidad significativa de estas. Sin embargo, hay alimentos que tienen una alta cantidad de proteína y, además, de otros nutrientes. Por ejemplo, las legumbres son ricas en proteínas pero son aún más ricas en carbohidratos. Otro ejemplo sería el salmón, cuyo contenido en proteínas es alto pero también lo es su contenido en grasa.

Veamos una lista de alimentos ricos en proteínas teniendo en cuenta si contienen otros nutrientes o no.

PROTEÍNAS MAGRAS	PROTEÍNAS + CARBOHIDRATOS	PROTEÍNAS + GRASA
Pollo	Legumbres	Carnes grasas
Pavo	Guisantes	Pescado azul
Atún al natural	Avena	Huevos
Pescado blanco	Soja texturizada	Lácteos enteros
Fiambre de pavo/pollo		Quesos curados
Claras de huevo		Jamón ibérico
Proteína en polvo		
Lácteos desnatados		
Queso fresco		
Seitán		

¿POR QUÉ ES TAN IMPORTANTE LA PROTEÍNA A LA HORA DE PERDER GRASA?

La proteína cumple muchísimas funciones en nuestro organismo. La proteína dietética es fundamental para la masa muscular, el tejido óseo, el sistema inmune, etc. A la hora de perder grasa, la proteína es el macronutriente por excelencia. Veamos por qué.

Las dietas altas en proteína aumentan la saciedad, es decir, nos sentimos más llenos y tenemos menos hambre durante el día y, por tanto, comemos menos. Sin embargo, varios estudios muestran que este mecanismo por sí solo no es suficiente para explicar este hecho. Otra hipótesis por la cual la proteína nos puede ayudar a perder peso se debe al «apalancamiento de proteínas». Según esta hipótesis, cuando no se satisfacen las necesidades de proteína en la dieta, la ingesta de alimentos en general aumentará hasta ingerir una cantidad adecuada de proteínas. El resultado es que ingiramos más calorías totales. Por el contrario, las dietas ricas en proteínas supuestamente evitan esta necesidad de ingerir proteína y por tanto la ingesta de energía total será inferior (Griffioen-Rosse *et al.*, 2012).

Hay que tener en cuenta que no todos los alimentos ricos en proteína son igual de saciantes. No es lo mismo comer carne que tomar un batido lácteo. El proceso de masticación y digestión será más costoso al comer la carne que al beber el batido, por lo que la carne será más saciante que el batido.

En segundo lugar, una dieta alta en proteína aumentará lo que conocemos como «síntesis proteica muscular», sobre todo si hacemos ejercicio. Esto hace que la proteína nos ayude a ganar músculo o al menos a mantenerlo en la medida de lo posible durante un proceso de pérdida de grasa (Ogilvie *et al.*, 2022).

Todo esto, en definitiva, nos llevará a una mejora de la composición corporal, es decir, a perder grasa y mejorar la masa muscular.

 La proteína tiene un efecto térmico superior al de los carbohidratos o al de las grasas, es decir, que gastamos más energía para digerirla. Aun así, el gasto energético total por digestión no es muy elevado —(algunos estudios calculan que en torno a 80 calorías diarias (Oliveira *et al.*, 2021)—, por lo que no parece ser un factor relevante. Además, parece que este gasto calórico por digestión de proteínas se reduce cuando se hacen comidas que combinan todos los macronutrientes, es decir, comidas reales que contienen más nutrientes aparte de proteína (Xiong *et al.*, 2022).

Asimismo, al contrario de lo que se creía hasta hace poco, la ingesta de proteínas es clave para el desarrollo y el mantenimiento de los huesos durante toda la vida. La proteína dietética en niveles algo superiores a la dosis diaria recomendada actual puede ser beneficiosa para prevenir fracturas de cadera y pérdida de densidad mineral ósea. Aunque aumentar la cantidad de alimentos ricos en proteína en la dieta puede ayudarnos a mantener un adecuado peso corporal y una óptima composición corporal, excederse en su consumo no nos proporcionará mayores beneficios.

GRASAS

La propia palabra, «grasa», ya asusta a muchos. En los primeros capítulos vimos que la grasa de la dieta fue durante mucho tiempo erróneamente acusada de ser la culpable de los principales males que minan la salud de los humanos: las enfermedades cardiovasculares y la obesidad. Culpar a las grasas en su totalidad es un error, ya lo vimos, pero además algunas fuentes de grasa son incluso beneficiosas para nuestra salud. Por tanto, no se trata de eliminar la grasa de la dieta, sino de reducirla si se ingiere en exceso e incorporarla a partir de alimentos ricos en grasas de calidad.

Existen diferentes tipos de grasas, motivo por el cual no podemos meterlas a todas en el mismo saco. Las grasas se clasifican en saturadas, monoinsaturadas y poliinsaturadas.

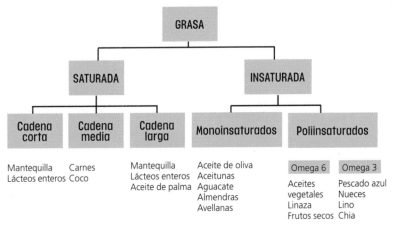

Figura 24: Clasificación de los diferentes tipos de grasas.

Aunque hay sociedades que se han adaptado al consumo de alimentos ricos en grasas como base de su dieta y se mantienen delgados y saludables, como por ejemplo los inuit o los masáis, hay que recalcar que el perfil graso de la carne, lácteos o pescados que consumen es diferente al de los que comemos nosotros, ya que sus alimentos contienen un perfil de ácidos grasos más saludables que los nuestros. Además, ellos han sufrido adaptaciones a lo largo de los siglos para tolerar adecuadamente esa dieta. Esto no significa que debamos dejar de consumir carne, lácteos o pescados, sino que no debemos consumirlos en la cantidad y con la frecuencia que ellos lo hacen. Para ellos constituyen la base principal de su alimentación. Por tanto, en nuestra sociedad, debemos priorizar la ingesta de alimentos ricos en grasas monoinsaturadas y poliinsaturadas sobre la ingesta de grasas saturadas para optimizar nuestra salud.

GRASAS SATURADAS

No todas las grasas saturadas son iguales, y no todas tendrán el mismo impacto en nuestra salud. Dentro de los ácidos grasos saturados de cadena larga, encontramos al aceite de palma (rico en ácido palmítico), del cual no es muy recomendable abusar, ya que puede provocar inflamación y resistencia a la insulina. Entre los ácidos grasos saturados de cadena media se encuentran el aceite de coco o los lácteos enteros, los cuales son recomendables, pero sin abusar. Y, por último, dentro de los ácidos grasos de cadena corta tenemos el butirato, que se genera principalmente en el colon a partir de la fibra y del almidón resistente. El almidón resistente actúa como prebiótico para el intestino, es decir, sirve de «alimento» para nuestra microbiota intestinal. Mejora dicha microbiota y tiene propiedades antiinflamatorias y anticancerígenas.

PREBIÓTICOS: alimentos que contienen elementos no digeribles por nuestro sistema intestinal y que sirven como «alimento» a nuestra microbiota.

Podemos encontrar almidón resistente en semillas, legumbres, plátano verde crudo o patata y arroz cocidos frío. Para que la patata y el arroz formen almidón resistente hay que cocerlos y dejarlos enfriar en el frigorífico de doce a veinticuatro horas. Podemos recalentarlos para comerlos, pero no a temperatura muy alta.

MICROBIOTA INTESTINAL: antes conocida como «flora intestinal», es el conjunto de bacterias que colonizan el tracto gastrointestinal. Aún falta mucho por investigar sobre este ecosistema microbiano, pero se sabe que cumple funciones importantes para nuestra salud general y que puede desempeñar un papel importante en la pérdida de peso y el desarrollo de la obesidad.

A día de hoy no existe una única microbiota saludable y establecida para todo el mundo. Es algo muy variable, complejo y que cambia por multitud de factores. Lo que sí parece evidenciar la ciencia es que una microbiota saludable es aquella que está equilibrada y es diversa. Por ello, restringir algunos grupos de alimentos o macronutrientes puede empeorar la microbiota en lugar de mejorarla.

Para tener una microbiota saludable hay que llevar una alimentación sana, variada, rica en verduras, frutas, cereales integrales, legumbres, tubérculos, consumir lácteos fermentados, etc. También hacer algo de ejercicio, no fumar ni abusar del alcohol y gestionar el estrés y el descanso en la medida de lo posible.

Te habrás dado cuenta de que todo aquello que mejora la microbiota son las cosas que te planteo en este libro. En definitiva, llevar un estilo de vida saludable te garantizará una buena salud intestinal. Para mantener una buena microbiota pon en práctica todo lo que expongo aquí.

Las grasas saturadas cumplen funciones importantes en nuestro organismo. Son fundamentales para la síntesis de hormonas esteroideas, como por ejemplo la testosterona, los estrógenos o el cortisol, transportan las vitaminas liposolubles A, D, E y K, y son necesarias para el buen funcionamiento del sistema nervioso y para la formación de la membrana celular.

GRASAS MONOINSATURADAS

Las grasas monoinsaturadas las aportan principalmente alimentos como el aguacate, algunos frutos secos y el aceite de oliva. Muchos estudios muestran un efecto beneficioso a nivel cardiovascular al ingerir este tipo de grasa en su justa medida.

Aunque existe gran variedad de aceites y muchos presentan propiedades interesantes, los más recomendables son el aceite de oliva virgen extra y el aceite de coco. A pesar de ser muy diferentes en su composición, estos aceites tienen algunas propiedades muy interesantes para la salud como cardioprotectores y neuroprotectores entre otros. También son los mejores aceites para cocinar. Un estudio reciente demostró que, a una temperatura de 120 °C, los aceites más estables eran precisamente el de coco y el de oliva virgen extra (Redondo Cuevas *et al.*, 2018). Sin embargo, en una conversación que mantuve con la autora de dicho estudio me comentó que, cuando la temperatura subía a 180 °C, el aceite de oliva se mostraba más estable que el de coco. Por tanto, el aceite de coco es adecuado para cocinar a baja temperatura, pero no para freír o cocinar a la plancha.

En mi opinión, el aceite de oliva virgen extra es el aceite por excelencia. No quiero desprestigiar otros tipos de aceite, pero la ciencia nos muestra que sin duda es el más recomendable, aunque se puede combinar con otros aceites sin problema. Es importante señalar que lo ideal es que el aceite de oliva sea «virgen» o «virgen extra» y no aceite de oliva refinado. Cuando hablamos de «virgen» hacemos referencia a que el aceite es cien por cien zumo de oliva extraído por procedimientos mecánicos y no por calor. Cuando hablamos de «extra», nos estamos refiriendo a la máxima calidad del aceite, que presenta una acidez mínima. El aceite de oliva refinado se hace con las aceitunas del suelo, normalmente machacadas. Se tiene que refinar y mezclar con aceite de oliva virgen.

El mismo estudio determinaba que los aceites menos estables y que más se oxidaban al calentarse eran los de sésamo, girasol, lino, maíz, soja y colza. Estos no deberían usarse para cocinar.

GRASAS POLIINSATURADAS

Por último tenemos los ácidos grasos poliinsaturados. Estos se dividen en ácidos grasos omega 3 y ácidos grasos omega 6, y se pueden obtener tanto de fuentes vegetales como animales. Sin embargo, cuando estas grasas proceden de fuentes vegetales, necesitan ser previamente transformadas por nuestro organismo. Esto hace que la biodisponibilidad del omega 3 vegetal sea menor que la del que procede de fuentes animales como el pescado azul. A continuación, muestro una tabla con alimentos ricos en omega 6 y omega 3, tanto de origen animal como vegetal.

Contenido de omega 6 y omega 3 en la dieta			
OMEGA 6		**OMEGA 3**	
ÁCIDO LINOLEICO	ÁCIDO ARAQUIDÓNICO	EPA, DHA	a-LINOLÉNICO
Aceite de girasol Aceite de maíz Aceite de soja Aceite de onagra Aceite de algodón Aceite de prímula Aceite de borraja Germen de trigo Nueces Piñones	Grasa de animales alimentados con semillas Yema de huevo	Atún Arenque Salmón Caballa Sardina Aceites de pescado Algas marinas	Nueces Semillas o aceite de lino, linaza y soja Cloroplastos de hojas verdes

Dentro de los omega 6, los alimentos estrella son algunos aceites vegetales, como el aceite de girasol, las semillas y los frutos secos. Sin embargo, hoy el gran consumo de omega 6 procede de los ultraprocesados. Muchos de ellos contienen una elevada cantidad de grasas vegetales de mala calidad. Dentro de los omega 3, los grandes protagonistas son los pescados azules como el salmón, la sardina o la caballa. Su consumo frecuente nos asegura unos buenos niveles de omega 3.

Como podemos ver, no todas las grasas son iguales, por lo que el impacto fisiológico en nosotros será diferente en función del alimento que consumimos. Son muchos los estudios que concluyen que la sustitución de grasas saturadas por grasas monoinsaturadas (sobre todo aceite de oliva) y grasas poliinsaturadas (tanto omega 6 como omega 3) mejora los marcadores de salud cardiovascular, como por ejemplo el colesterol, la tensión arterial, la resistencia a la insulina o el estado inflamatorio (Clifton y Keogh, 2017).

Además, esta sustitución de grasas saturadas por grasas mono y poliinsaturadas no solo mejora la salud, sino también la composición corporal. Algunos estudios muestran efectos positivos de las grasas poliinsaturadas en la mejora de la masa muscular y la grasa corporal (Rosqvist *et al.*, 2014; Monnard y Dulloo, 2021).

Por tanto, cuando buscamos perder peso y mejorar la salud, debemos elegir alimentos que contengan grasa de calidad, con preferencia por aquellos que presentan ácidos grasos monoinsaturados o poliinsaturados y no grasas saturadas, y limitar la cantidad que ingerimos, ya que las grasas son el macronutriente que más calorías aporta por gramo ingerido, más del doble que las proteínas o los carbohidratos.

CARBOHIDRATOS

Existen diferentes clasificaciones de los carbohidratos. Sin embargo, para simplificar me remitiré a la más práctica: carbohidratos simples y carbohidratos complejos.

- Los **carbohidratos simples** son aquellos formados por una sola molécula. Por ejemplo, la glucosa, la fructosa o la galactosa. También consideramos carbohidratos simples a aquellos formados por la unión de dos moléculas, como el azúcar blanco de mesa (sacarosa), que está constituido por la unión de una molécula de glucosa y otra de fructosa.
- Los **carbohidratos complejos** están compuestos por oligosacáridos y polisacáridos. Los oligosacáridos son aquellos carbohidratos que están formados por de tres a

veinte moléculas. Los polisacáridos están integrados por más de quince moléculas. Ejemplos de estos últimos son el almidón o el glucógeno. En la tabla de abajo lo verás más claro.

Aunque dentro de una dieta saludable para perder grasa deben predominar los alimentos ricos en carbohidratos complejos, también denominados «lentos», esto no significa que debamos eliminar drásticamente otros tipos de carbohidratos. A estas alturas ya sabes que el exceso de rigidez no es nuestro aliado, sino la flexibilidad. Además, existe mucha desinformación respecto a cómo impactan los carbohidratos simples en nuestra salud y en nuestro peso corporal. En el capítulo 9 dedico varios apartados a desmitificar conceptos y aclarar dudas frecuentes sobre este tema.

Dentro de los carbohidratos simples podemos incluir alimentos como el azúcar blanco, la miel, las mermeladas, los dátiles, las frutas, etc. Dentro de los carbohidratos complejos podemos incluir alimentos como la patata, el arroz, los cereales, las legumbres, el pan, el boniato, etc.

SIMPLES	COMPLEJOS	APORTAN FIBRA
Azúcar	Arroz	Cereales integrales
Mermelada	Pan	Legumbres
Miel	Pasta	Verduras
Dulce de leche	Patata	Frutas
¿Frutas?	Legumbres	

Figura 25: Alimentos ricos en carbohidratos y clasificados como carbohidratos predominantemente «simples» o predominantemente «complejos».

Los alimentos ricos en carbohidratos deben consumirse en su forma integral a ser posible, es decir, sin refinar. En su matriz nutricional natural, estos alimentos aportan un alto contenido de fibra. La fibra es la parte de los alimentos vegetales que es resistente a la digestión y absorción por parte de nuestro intestino. Por tanto su ingesta no supone ningún aporte calórico. Pero, además, la fibra tiene un alto poder saciante, lo que reduce el apetito tras ingerirla. Por último, la fibra facilita el tránsito intestinal y ayuda a prevenir el cáncer colorrectal, aparte de otras funciones positivas para nuestra salud, como mejorar nuestra microbiota intestinal. Aunque se habla comúnmente de la «fibra», debemos saber que hay multitud de ellas. Está lejos de mi intención detenerme a clasificarlas. La ingesta de fibra debería rondar los 25-30 gramos al día para mujeres y 35-40 gramos al día para hombres.

¿CUÁNTOS CARBOHIDRATOS NECESITAS?

Las necesidades de carbohidratos, al contrario que las proteínas o las grasas, se mueven en un rango mucho más amplio. Los deportistas en general, sobre todo los de resistencia aeróbica como ciclistas, maratonianos o practicantes de deportes de equipo, ingieren una alta cantidad de carbohidratos. Los ciclistas o maratonianos pueden llegar a consumir 800 o 900 gramos de carbohidratos al día en algunos momentos de su temporada. Esta cantidad de carbohidratos equivale a unas 3.200-3.600 calorías diarias. Sin embargo, como puedes imaginar, el porcentaje de grasa de dichos sujetos es bajísimo y se mantienen sanos. El enorme gasto energético diario que presentan les permite beneficiarse de esas cantidades bárbaras de carbohidratos sin consecuencias negativas. Pero no todos somos deportistas profesionales, por lo que el aporte de carbohidratos deberá adecuarse a nuestras necesidades. A menor actividad física, menos carbohidratos debemos consumir.

Pero este no es un libro de nutrición deportiva. No creo que te estés preparando para las próximas olimpiadas; lo más probable es que quieras bajar de peso o mantener un peso saludable. Cuando el objetivo es este, reducir la ingesta de carbohidratos (no eliminarlos por completo) es una buena estrategia. ¿Por qué? Pues simplemente porque nos interesa que la proteína se mantenga alta, como ya hemos visto. La grasa la bajaremos bastante, pero no es adecuado bajarla en exceso tampoco, ya que cumple funciones importantes en nuestro organismo. Así que, por descarte, bajamos los carbohidratos para buscar ese déficit calórico tan importante para perder peso. Ni más, ni menos.

En la dieta flexible que te propongo en el próximo capítulo y que tú mismo vas a elaborar, tanto proteínas, como grasas y carbohidratos están ajustados para asegurar que consigas un déficit calórico de manera óptima y sin eliminar ningún nutriente. Como ya sabes, es prácticamente imposible calcular el gasto calórico, pero se pueden hacer aproximaciones bastante acertadas, que es lo que he hecho por ti. Pero antes de que puedas elaborar tu propia dieta, nos quedan aún dos grupos de alimentos muy importantes de los que hablar: frutas y verduras.

FRUTA

Dentro de los alimentos ricos en carbohidratos se encuentran las frutas. La fruta es un grupo muy amplio de alimentos obtenidos de plantas cultivadas o silvestres que suelen consumirse principalmente frescas y crudas. Debido a su gran variedad, forman un grupo de alimentos muy heterogéneo. Suelen ser ricas en vitaminas, minerales, antioxidantes y fibra, lo que les confiere propiedades nutritivas muy interesantes.

Las frutas pueden catalogarse en función de diferentes criterios. Aquí las clasifico según su grado de acidez.

- **Frutas neutras.** Se caracterizan por su alto contenido en proteínas y grasa (por ejemplo, frutos secos, aceitunas, cacao, aguacate y coco).
- **Frutas dulces.** Representan el grupo con más variedad (por ejemplo, plátano, higo, cereza, chirimoya, melón, níspero, pera, remolacha, sandía, uva y manzana roja).
- **Frutas ácidas** (por ejemplo, piña, kiwi, maracuyá, naranja, limón o pomelo).
- **Frutas semiácidas** (por ejemplo, mandarina, granada, melocotón, manzana verde, ciruela, membrillo y mango).

Quiero hacer mención especial a los frutos rojos (fresas, cerezas, moras, frambuesas, arándanos...) porque tienen muy bajo contenido en azúcar, son bajos en calorías y tienen propiedades nutritivas muy interesantes. Por ejemplo, son ricos en antocianinas, unos polifenoles con propiedades antioxidantes.

En la siguiente tabla puedes ver la cantidad de azúcar que tienen diferentes tipos de fruta por cada 100 gramos:

FRUTA	AZÚCAR CADA 100 GRAMOS	FRUTA	AZÚCAR CADA 100 GRAMOS
Banana	12,13 g	Piña	9,85 g
Dátil	63,35 g	Higo	16,26 g
Pera	9,80 g	Manzana	10,39 g
Albaricoque	9,24 g	Fresa	4,66 g
Mandarina	10,58 g	Cereza	12,82 g
Melón	7,86 g	Guinda	8,79 g
Kiwi	8,99 g	Naranja	9,35 g
Uva	15,48 g	Ciruela	9,92 g
Sandía	6,20 g	Melocotón	8,39 g

Figura 26: Contenido de azúcar por cada 100 gramos de fruta.

Sí, la fruta, salvo excepciones, contiene azúcar. El tipo de azúcar que suelen presentar las frutas es glucosa y fructosa. La fructosa tiene muy mala fama porque se la asocia al aumento del colesterol en sangre. Esto ha hecho que muchos pongan a este grupo de alimentos tan venerado en el punto de mira. No queda prácticamente ningún alimento por criticar y cuestionar, la fruta no iba a ser menos. ¿Es saludable la fruta? ¿Debemos ser cautos a la hora de consumirla? Vamos a dar respuesta a estas dudas.

FRUTA, PÉRDIDA DE GRASA Y SALUD

Evitar el consumo de frutas por su contenido en azúcar no es coherente; seguramente ingiramos mucho más azúcar añadido a través de otros alimentos que con la fruta. Es importante señalar que la fruta de hoy no es la misma de antes. En el pasado, las frutas tenían una cantidad reducida de carbohidratos y azúcares. Sin embargo, la intervención humana ha reformado el genoma de los cultivos para favorecer un mayor rendimiento y la generación de frutas más grandes con gran variedad de formas y colores, pero también con un mayor contenido de azúcar y un menor contenido de fibra (Palma-Morales *et al.*, 2022). A pesar de ello, la matriz nutricional de la fruta actual en conjunto las convierte en alimentos muy interesantes para nuestra salud. Su alto contenido en fibra atenúa el efecto del azúcar en nuestro índice glucémico. Esto las convierte en alimentos saciantes. Como suelen ser bajas en calorías y ricas en fibra y agua, son admisibles en cualquier dieta para perder grasa. Eso sí, ya sabes que tenemos que controlar el déficit calórico, por lo que tampoco es cuestión de darte un festín de frutas. Cuando el objetivo es perder grasa, yo personalmente recomiendo dos piezas de fruta al día, aunque este número puede variar en función de otros factores (nivel de ejercicio físico, preferencias personales del paciente, etc.).

Respecto a su contenido en fructosa ocurre algo similar. No podemos comparar el efecto fisiológico en nuestro organismo de tomar fructosa aislada y con la fruta, el alimento que la contiene. El problema del azúcar o de la fructosa no está en la fruta, sino en los azúcares añadidos de ultraprocesados, bollería o refrescos (Collino, 2011). De hecho, el impacto negativo de la fructosa se debe principalmente a la sobreingesta de jarabe de maíz alto en fructosa (JMAF).[11]

11. El JMAF es una solución que contiene entre un 42-55% de fructosa libre (el resto es principalmente glucosa libre y algunos oligosacáridos)

La cantidad de fruta que tendríamos que ingerir para alcanzar niveles perjudiciales de fructosa sería enorme. Por ejemplo, la manzana, que es una de las frutas con más contenido en fructosa, contiene 5 gramos de fructosa por cada 100 gramos, por lo que para llegar a la cantidad estipulada de consumo medio en Estados Unidos (50 gramos al día de fructosa) comiendo manzanas tendríamos que comer entre cinco y siete diarias.

Los estudios muestran que la fruta no se asocia con la diabetes o la obesidad, sino más bien lo contrario, que puede ayudar a regular los niveles de azúcar en sangre (Lu *et al.*, 2021). En líneas generales, la ciencia apoya el consumo de fruta entera como alimento que ayuda a prevenir la obesidad y la diabetes tipo 2. Algunos estudios indican incluso que la ingesta moderada de fructosa a través de fuentes naturales como la manzana, el dátil y la miel mejora la salud general (Muhammad Qasim y Ashok, 2013). La ingesta de fruta también se asocia con una mejor salud cardiovascular (Palomo *et al.*, 2011). No creo que exista ningún sujeto con obesidad o diabetes tipo 2 por comer fruta. Esto tampoco significa que tengamos barra libre de uvas o chirimoyas a diario. Al igual que cualquier otro alimento, hay que consumir fruta con moderación, sobre todo si se es sedentario. Los casos en los que la ingesta de fructosa ha afectado negativamente en la salud se han dado en sujetos sedentarios con una sobreingesta crónica de calorías. En cambio, los sujetos físicamente activos o deportistas permanecen sanos aunque consuman

---

y que se usa como añadido en muchos productos ultraprocesados, zumos comerciales y refrescos que se encuentran en los supermercados.

grandes cantidades de fructosa. De hecho, una cantidad modesta de ejercicio basta para contrarrestar muchos efectos negativos de la fructosa (Egli *et al.*, 2013).

Por tanto, debemos ser conscientes de que la fruta no es el problema, sino los productos ultraprocesados ricos en jarabe de maíz alto en fructosa (JMAF) en un contexto de sobrealimentación constante (superávit calórico) y sedentarismo. De hecho, incluso en este contexto, la ingesta de fructosa a partir de la fruta disminuye el riesgo de mortalidad, mientras que hacerlo a través del jarabe de maíz alto en fructosa la aumenta (Kazemi *et al.*, 2021).

Y como hablamos de fruta entera, en su matriz nutricional íntegra, surge la duda de si son adecuados los zumos y los licuados de frutas. Los zumos de frutas, aunque sean cien por cien naturales y sin azúcares añadidos, pierden la matriz nutricional de la fruta entera. Al exprimir la fruta, perdemos la fibra que esta contiene. Esto hace que el impacto del zumo sea totalmente distinto al de consumir el alimento entero. Aunque los zumos de frutas tienen una gran cantidad de vitaminas, antioxidantes y minerales, contienen la misma cantidad de azúcar que un refresco. Es importante saber, por ejemplo, que para obtener un vaso de zumo de naranja tenemos que exprimir dos o tres naranjas. Por tanto, en un solo vaso de zumo acumularemos el azúcar de dos o tres naranjas, además de perder su aporte de fibra para «amortiguar» el impacto de este en nuestro organismo. Al ser líquido y sin fibra, el zumo no es saciante.

La recomendación será siempre tomar la fruta entera y no en zumo. Esto no significa que no podamos tomar zumos nunca (siempre y cuando sean cien por cien naturales y sin azúcares añadidos). Los estudios nos dicen que el impacto del consumo moderado de zumos de frutas en nuestra salud o en nuestro peso corporal es bajo (Auerbach *et al.*, 2018). De hecho, diversas investigaciones muestran que el consumo de zumos de frutas cien por cien exprimidas (pero no de zumos comerciales azucarados) no se asocia con un mayor riesgo de sobrepeso u obesidad ni de desarrollo de diabetes tipo 2 (Eshak *et al.*, 2013; Xi *et al.*, 2014). Además, en sujetos deportistas, el zumo de frutas se puede usar como bebida de recuperación.

Por otro lado, tenemos los licuados de frutas. En los licuados de frutas, a diferencia de los zumos, se tritura la fruta entera, con su pulpa, semillas y piel. Esto hace que no se pierda la fibra naturalmente presente. De esta forma, la respuesta en nuestro organismo será similar a la de comer fruta entera. Un estudio reciente comparó la respuesta de nuestro azúcar en sangre al ingerir fruta, zumo de fruta o licuado de fruta (Alkutbe *et al.*, 2020). Se comprobó que la respuesta al licuado de frutas fue incluso menor que a la de la ingesta de fruta entera. Sí, has leído bien, un licuado de fruta puede tener una menor respuesta glucémica que la fruta entera.

Esto nos lleva a la siguiente cuestión: ¿qué ocurre si ingiero un zumo de fruta pero, en lugar de beberlo solo, lo acompaño de otros alimentos ricos en fibra? Los sujetos de los estudios solo ingieren zumos de frutas, pero, en la vida real, solemos mezclar alimentos en cada comida. Por eso nuestro organismo responde de manera distinta a como responde el de ellos, aunque son sus respuestas las que se analizan. Así que combinar alimentos ricos en carbohidratos sin fibra (arroz blanco, pan blanco, zumos de frutas, etc.) con alimentos ricos en fibra (verduras o cereales integrales) o incluso con alimentos ricos en proteína o grasa, disminuirá la respuesta glucémica (en el capítulo 9 encontrarás más información sobre la respuesta glucémica).

Otra duda constante entre los consumidores es si la fruta congelada aporta los mismos nutrientes que la fruta fresca. En los últimos años, ha aumentado el consumo de los frutos rojos congelados, como por ejemplo los arándanos. Los frutos rojos son ricos en antioxidantes y antocianinas, como ya he comentado. Estas sustancias ejercen potenciales efectos protectores contra las especies reactivas de oxígeno que, en exceso, pueden provocar multitud de enfermedades, como cáncer o enfermedades neurodegenerativas. Para saber si los frutos rojos congelados mantienen las mismas concentraciones de antocianinas que los frescos, examinemos la evidencia científica. Los estudios muestran que la congelación no reduce el contenido de antocianinas de los arándanos, al menos los primeros cinco meses. De hecho, incluso podría aumentarlo por el efecto de la lixiviación producida por la congelación. Los cristales de hielo que se forman durante la congelación alteran la estructura del tejido vegetal, haciendo que las antocianinas estén más disponibles (Lohachoompol *et al.*, 2004; Plumb, 2013).

VERDURAS Y HORTALIZAS

Podríamos haber incluido las verduras y las hortalizas dentro del apartado dedicado a los carbohidratos (aunque su contenido es bajo y además son poco calóricas), pero su importancia en la dieta es tal que merecen un poco más de protagonismo.[12]

Si eres de esas personas a las que no les gusta comer nada de color verde, si odias la verdura, tengo una noticia mala y una buena que darte. La mala es que las verduras son imprescindibles para tener una buena salud; lo siento, no es negociable, todos debemos comer verdura. La buena es que seguramente sí que te gustan las verduras (al menos alguna), lo que pasa es que todavía no lo sabes. Aunque lo ideal y recomendado es comer siempre frutas y verduras de proximidad y de temporada, es cierto que ahora muchísimos vegetales están disponibles todo el año. Y además tenemos verdura congelada que no pierde sus propiedades nutricionales. Existen cientos de verduras diferentes y cientos de formas de prepararlas: crudas, al horno, salteadas, al microondas, en cremas y purés, a la plancha, cocidas, acompañadas de otros vegetales, con multitud de especias para darle ese toque que tanto nos gusta, etc. Se trata de probar hasta encontrar aquellas verduras y formas de cocinado y condimentado que más se adapten a ti.

Es bastante común que les cojamos manía a las verduras en la infancia. Ese olor poco agradable de la coliflor hervida cuando llegaba a casa del colegio sigue fresco en mi memoria. Por otro lado, el exceso de comida altamente palatable, como

12. Según el Código Alimentario Español (CAE), «las hortalizas son cualquier planta herbácea hortícola que se puede utilizar como alimento, ya sea en crudo o cocinada»; mientras que las verduras «son las hortalizas en las que la parte comestible está constituida por sus órganos verdes (hojas, tallos o flores)». No es mi intención andar clasificándolas, pues son un grupo bastante heterogéneo. Para facilitar la lectura, de aquí en adelante hablaré simplemente de «verduras».

los productos altos en azúcar añadido, dulces, bollería y ultraprocesados que ingerimos desde pequeños, «atrofian» nuestro sentido del gusto y nos hacen huir de las verduras. Sí, la excesiva exposición de nuestras papilas gustativas a sabores que sobrepasan con creces el umbral de sabor de los alimentos reales eleva dicho umbral, y cualquier alimento que esté por debajo no será atractivo para nuestro cerebro.

Mi madre me contaba que cuando era pequeño y me dejaba a cargo de mi abuela, esta calmaba mi llanto desconsolado mojando mi chupete en miel o azúcar. «Así no llora», le decía mi abuela. Cosas de antaño. Con el paso del tiempo, conforme nos convertimos en niños, solemos abusar de chucherías, bollería o ultraprocesados. Estos contienen aditivos alimentarios, azúcar, grasas saturadas y potenciadores de sabor que los hacen irresistibles. El ser humano es capaz de crear sabores tan potentes que sobrepasan los umbrales de sabor que existen en la naturaleza. Y claro, nuestro cerebro no es tonto, una vez prueba estos alimentos, ya no quiere bajar el nivel. «Es que no hay manera de que mi hijo coma verdura, no le gusta». Normal, después de mojar el chupete en miel, ¿quién va a querer comer brócoli? La responsabilidad es nuestra, de los adultos. Si acostumbramos a nuestros hijos a comer verduras desde pequeños y controlamos que no se excedan en productos ultraprocesados, comerán verdura porque les sabrá rica.

VERDURAS, PÉRDIDA DE GRASA Y SALUD

Las verduras contienen una gran cantidad de vitaminas, minerales, polifenoles y demás compuestos antioxidantes claves para mantenernos sanos y protegernos de las enfermedades. Además, son ricas en agua y fibra, lo que las hace muy saciantes a pesar de su bajo aporte calórico. Respecto a su contenido en carbohidratos, varía bastante. Podemos afirmar que todas las verduras son bajas en carbohidratos y, por lo general, menos calóricas que las frutas, ya que su contenido en azúcar es mucho más bajo. Entre las más bajas en carbohidratos tenemos: acelga, apio, espinaca, berenjena, brócoli, coliflor, lechuga, pimiento, rabanito, tomate, zapallito. Alcachofa, cebolla, nabo, puerro, zapallo, zanahoria, remolacha o calabaza contienen una cantidad algo mayor de carbohidratos. El contenido en grasas y proteínas es casi inexistente.

Todas estas características convierten las verduras en alimentos imprescindibles no solo para nuestra salud, sino para mantener un adecuado peso corporal. Bajo aporte calórico, alta densidad nutricional y alto poder saciante, ¿qué más podemos pedir? Por este motivo, en la dieta que te propondré en el siguiente capítulo no hay límite en el consumo de verduras, puedes comer cuanto quieras de ellas.

Antes de terminar, me gustaría hacer especial mención a las hierbas aromáticas y las especias. Poco se habla de ellas y son una joya gastronómica y medicinal. Podríamos dedicar horas a hablar de sus variedades, de su uso en la cocina tradicional o de sus propiedades beneficiosas para la salud. Las mejores salsas y los mejores condimentos siempre serán hierbas y especias. Y no solo aportan beneficios para la salud y sabores espectaculares a nuestros platos, sino que además no aportan calorías. Existe una gran variedad de hierbas aromáticas, algunas cultivadas, como perejil, menta, salvia, cilantro, hierbabuena, albahaca, y otras silvestres, como tomillo, romero o hinojo entre otras. Algunas se utilizan frescas, otras, la mayoría, secas, ya sea en forma natural o triturada. Entre las especias tenemos pimienta, cayena, anís, azafrán, canela, clavo, comino, cúrcuma, jengibre, pimentón o nuez moscada.

Olvida eso de que comer sano es insulso. Quien domine el mundo culinario de las especias jamás se aburrirá comiendo. Y esto es fundamental. ¿Cuánto tiempo eres capaz de seguir la típica dieta insulsa y aburrida? A no ser que seas una persona obsesiva, seguramente la respuesta será «poco». El factor principal para tener buenos hábitos nutricionales es la adherencia a la dieta. De nada sirve comer de manera muy estricta y controlada si vamos a tirar la toalla al poco tiempo.

Bien, una vez claro todo esto, ha llegado la hora de pasar de la teoría a la práctica. Te ayudaré a construir tu dieta para perder grasa y mejorar tu salud. He desarrollado un método novedoso para que, sea cual sea tu sexo, edad, peso o altura, puedas hacerla. Lee atentamente el siguiente capítulo para saber cómo hacerlo.

6. CONSTRUYE TU PROPIA DIETA

¿Existe alguna forma de seguir una dieta saludable que nos haga perder peso? ¿Es posible llevar una dieta flexible que sea saludable? ¿Podemos perder peso sin tener que eliminar macronutrientes o alimentos interesantes para nuestra salud? ¿Hay manera de conseguir una alimentación que podamos convertir en un hábito de vida? La respuesta a todas estas preguntas es «Sí». La mejor forma de hacerlo es acudiendo a un dietista o nutricionista cualificado que nos guíe en el proceso. Pero, por desgracia, no todo el mundo puede permitirse un dietista o nutricionista. Además, el nivel de intrusismo es tal en este sector que a veces cuesta distinguir a los profesionales titulados y cualificados de los que no lo son. Por otro lado, no hemos nacido para contar calorías, déjanos eso a los dietistas y nutricionistas. Para crear la dieta que te voy a proponer he elaborado un método de fácil aplicación para todo el mundo. No será cien por cien exacta o individualizada, pero será más que suficiente para tener un adecuado peso corporal y una buena salud.

Te explicaré de forma sencilla cómo construir tu propia dieta de acuerdo con las premisas que hemos ido viendo a lo largo del libro. Tras mucho tiempo de trabajo, he elaborado un algoritmo fácil, sencillo y eficaz para que cualquier persona pueda crear su propia dieta para perder peso y mejorar la salud. Y no solo eso, además he creado una aplicación llamada SPOTIEAT que puedes descargar de manera gratuita en tu teléfono móvil para que te sea más fácil realizarla y seguirla (ver p. 351 para descargarla). El objetivo es obtener una estructura dietética que responda todas las preguntas anteriores. Una dieta que nos ayude a mejorar nuestra salud, tanto física como mental, que haga más fácil perder peso, que sea flexible y genere adherencia para poder convertirla en un hábito de vida. Vamos.

CLASIFICACIÓN DE LOS ALIMENTOS

Lo primero será hacer una lista de los alimentos que puedes incorporar a la dieta. Los dividiremos en proteínas, grasa, carbohidratos, verdura y fruta. Cada uno de estos alimentos representará un bloque.

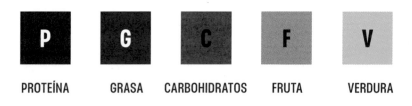

P	**G**	**C**	**F**	**V**
PROTEÍNA	GRASA	CARBOHIDRATOS	FRUTA	VERDURA

Muchos alimentos están compuestos principalmente por el nutriente que los clasifica. Por ejemplo, la clara de huevo es principalmente proteína, el pan es sobre todo carbohidrato, y el aceite es mayormente grasa. Sin embargo, la mayoría de los alimentos contienen cantidades pequeñas del resto de los nutrientes, y algunos incluso los contienen en cantidades relativamente altas, como ya comenté. Por ejemplo, las legumbres son ricas en carbohidratos, pero también en proteínas. El salmón es rico en proteína, pero también en grasa. Y lo mismo ocurre con muchos otros alimentos. A estos alimentos que contienen dos o más nutrientes vamos a añadirles medio bloque del nutriente que tengan en menor cantidad. Si la proporción de ambos nutrientes es similar, le añadiremos un segundo bloque completo. Por tanto, habrá alimentos que representen un solo bloque, un bloque y medio o dos bloques. Cuando optemos por algún alimento que tenga medio bloque de proteínas, carbohidratos o grasa, podemos complementarlo con otro medio bloque del nutriente en cuestión. Con un ejemplo gráfico se verá más claro. Imagina una comida en la que tenemos que incluir un bloque de proteína y un bloque de grasa. Podríamos hacerlo de varias maneras:

- La pechuga de pollo, compuesta sobre todo de proteína, representa un bloque de proteína: **P** . Por tanto, debemos añadir un bloque de grasa aparte. Podríamos elegir aceite o aguacate, por ejemplo, que representan un bloque de grasa.
- El salmón, que es rico en proteína, pero también en grasa, supone un bloque de proteína, pero también un bloque de grasa, así que ya lo tendríamos: **P** **G** .
- El solomillo de ternera es rico en proteína, pero también en grasa, aunque en menor medida que el salmón. Así pues, representa un bloque de proteína y medio bloque de grasa: **P** **G** . Como tenemos solo medio bloque de grasa, podemos complementarla con otro medio bloque de grasa. Así tendremos el bloque entero.

Vale, ya tenemos la clasificación de alimentos y los bloques de colores que representan a cada uno. Ahora necesitamos saber qué alimentos concretos se corresponden con cada bloque.

PROTEÍNAS

[P]
Pollo
Pavo
Conejo
Merluza
Bacalao
Sepia
Tilapia
Calamar
Dorada
Corvina
Fiambre de pavo/pollo[1]
Proteína en polvo
Queso fresco batido light
Seitán
Mejillones
Gambas
Almejas
Berberechos

[P] [C]
Soja texturizada

[P] [G]
Jamón serrano[2]
Salmón ahumado
Solomillo de ternera[3]
Solomillo de cerdo[3]
Trucha

[P] [C]
Leche desnatada
+ 1 yogur 0 %
Kéfir desnatado
+ 1 yogur 0 %

[P] [G] [C]
Leche entera + 1 yogur 0 %
Kéfir entero + 1 yogur 0 %

[P] [G]
Secreto ibérico[3]
Entrecote de ternera[3]
Vacío de ternera[3]
Cordero[3]
Salmón
Sardinas
Boquerones

[P]
Clara de huevos
Lata de atún natural[4]

[P] [G]
Tofu

1. Elige un fiambre de pavo/pollo que al menos contenga 90-95 % de carne. Comprueba que sea el primer ingrediente de la lista y que aparezca ese porcentaje mínimo. Asegúrate de que no contiene exceso de ingredientes.
2. Jamón serrano más de 2-3 raciones por semana.
3. No más de 2-3 raciones por semana.
4. No más de 6 latas de atún por semana.

Como ves, algunos alimentos representan bloques enteros y otros representan medios bloques en función del contenido de otros nutrientes que contengan. Aquí tengo que hacer algunas matizaciones. Los lácteos son porciones inseparables de leche o kéfir con yogur 0 %. Esto significa que, si elegimos leche o kéfir, sí o sí debe ir acompañado de un yogur. En el último capítulo del libro, cuando hable de los mitos de la leche, explicaré por qué he decidido combinar leche, kéfir y yogur. Los tres lácteos pueden ser de vaca, cabra u oveja, como se prefiera.

CARBOHIDRATOS

C

Arroz basmati/integral
Arroz inflado/Espelta inflada
Pasta integral
Patata
Batata/Boniato
Pan integral
Yuca
Mijo
Polenta
Trigo sarraceno
Bulgur
Ñoquis de patata
Fideos de arroz
Noodles
Cuscús
Corn flakes sin azúcares añadidos
Harinas[1]
Maíz en grano (palomitas)

C P

Lentejas
Garbanzos
Alubias
Guisantes

C

Mermelada[1]
Miel[1]
Dátiles[1]
Dulce de leche[1]

1. Consumir solo en la primera comida que hagamos después de la sesión de ejercicio o actividad física.

Respecto a los alimentos ricos en carbohidratos, lo ideal es elegir alimentos integrales, lo menos procesados posibles. Pero ya vimos que normalmente las dietas rígidas están abocadas al fracaso tarde o temprano. La alimentación flexible es mucho más interesante y, siempre que la mayor parte de los alimentos elegidos sea adecuada, no pasa nada por ingerir otros alimentos con moderación. Por tanto, priorizaremos arroz, patata, boniato, yuca, pan cien por cien integral, mijo, polenta, trigo sarraceno o bulgur. Sin embargo, no hay inconveniente en que elijas otras fuentes de carbohidratos a veces, como ñoquis, arroz blanco, noodles, cuscús o cereales de desayuno sin azúcares añadidos.

Lo mismo pasa con algunos alimentos azucarados, como mermelada, harinas, miel o dátiles. No debemos abusar de ellos, pero podemos incluirlos puntualmente en la dieta, sobre todo después de entrenar. Más adelante explicaré por qué el mejor momento para introducir estos alimentos es después de entrenar.

En el caso del pan integral, para asegurarnos de que es cien por cien integral basta con mirar la lista de ingredientes y que el primero de ellos sea «harina de (cereal del que esté hecho) integral» y no esté acompañado de otras harinas no integrales a continuación. Si tienes dudas, repasa el capítulo donde explico cómo interpretar las etiquetas de los alimentos. Si compramos el pan en una panadería de barrio, no nos queda más remedio que confiar en el panadero.

GRASAS

G	G P
Aceite de oliva	Huevo[2]
Aceite de coco	Queso parmesano
Aceitunas	Mozzarella light 0 %
Aguacate	
Guacamole	
Mantequilla[1]	
Nueces	
Almendras	
Avellanas	
Pistachos	
Mantequilla de cacahuete	
Queso curado	
Tahini	
Hummus	

1. No confundir mantequilla con margarina.
2. No más de 7 huevos a la semana.

Los huevos son saludables, pero no conviene abusar de ellos, menos aún quien padezca hipercolesterolemia. Hay muchos mitos en relación con el huevo. Ha pasado de ser un alimento condenado por la comunidad médica a ser venerado. Lo ideal es un término medio, como tantas veces. Un máximo de 7 huevos a la semana puede ser una buena recomendación.

Es importante diferenciar entre mantequilla y margarina. La primera está hecha con la grasa de la leche y la segunda con grasas vegetales. Puede parecer que la margarina, por ser vegetal, es más saludable que la mantequilla, pero no es así, al contrario. La mayoría de las margarinas, debido al proceso tecnológico de elaboración, son ricas en grasas trans, las cuales no son nada recomendables. Mejor consumir mantequilla, pero con moderación, pues tiene un alto contenido en grasa saturada.

VERDURA	FRUTA
V	**F**
Lechuga de todo tipo	Melón
Canónigos	Sandía
Rúcula	Piña
Escarola	Naranjas
Kale	Mandarinas
Espinacas	Plátano
Acelgas	Manzana
Brócoli	Melocotón
Bimi	Pera
Calabacín	Chirimoya
Pimiento verde	Uvas
Pimiento rojo	Higos
Puerro	Fresas
Berenjena	Cerezas
Cebolla	Arándanos
Zanahoria	Moras
Calabaza	Frambuesas
Col	Albaricoque
Coliflor	Níspero
Tomates	Papaya
Alcachofas	Ciruelas
Apio	Kiwis
Pepino	Caquis
Ajos	Mango
Espárragos	
Setas	
Champiñones	
Nabo	
Coles de Bruselas	

A pesar de que contienen carbohidratos en forma de azúcares, es necesario separar las frutas de los alimentos ricos en carbohidratos, como los cereales, los tubérculos o las harinas, debido a que poseen otras propiedades nutricionales interesantes. Las verduras forman una amplia familia llena de subcategorías. Para simplificar, las llamaremos verduras por sus características nutricionales, aunque algunas de ellas sean hortalizas. En el apartado de las grasas incluimos el aguacate y las aceitunas, que también son frutas, pero su valor nutricional se corresponde con las grasas y no tanto con la mayoría de las frutas.

CANTIDAD

Ya tenemos la lista de alimentos que podemos elegir en representación de cada bloque. Pero esto no es suficiente. La calidad de los alimentos es muy importante, pero si no tenemos en cuenta la cantidad, nuestros esfuerzos por perder peso pueden verse comprometidos, sobre todo tras un tiempo. Las estrategias nutricionales como el ayuno intermitente, el *real food*, la dieta cetogénica, la dieta vegana o la dieta paleo restringen alimentos concretos o grupos de alimentos, pero no dicen cuánto debemos y podemos comer de los alimentos permitidos. Aunque abogo por una dieta flexible, mal que nos pese, si queremos conseguir objetivos a la hora de perder grasa de una manera óptima debemos saber cuánto estamos comiendo. Comer alimentos saludables puede hacernos perder peso y mejorar la salud, sin duda, pero tarde o temprano veremos un estancamiento de la pérdida de peso si no tenemos en cuenta las cantidades. Para realizar un protocolo efectivo, flexible y que nos genere adherencia, que son los objetivos del plan nutricional, hay que tener en cuenta cuánto comemos.

Las cantidades diarias que cada persona debe comer varían en función de ciertos elementos. El gasto energético varía en función de determinados factores. El tamaño corporal es uno de ellos. Puesto que no es igual el gasto energético de una persona que pese 60 kilos que el de una persona que pese 90 kilos, la ingesta calórica tampoco puede ser la misma. Para ajustar de manera más precisa la cantidad de alimentos que debe ingerir cada persona, vamos a dividirlos en tres categorías diferentes en función del peso corporal de cada uno, sin distinguir entre sexos:

1. Personas que pesen menos de 60 kilos.
2. Personas que pesen entre 60 y 80 kilos.
3. Personas que pesen más de 80 kilos.

Bien, entonces, ¿qué cantidad de comida representa cada bloque? En las siguientes tablas encontrarás la cantidad de comida que representa cada bloque en función de tu peso corporal. Por ejemplo, yo peso 82 kilos. En mi caso, la cantidad de cada bloque estará determinada en la tercera columna, ya que hace referencia a las personas que pesamos «Más de 80 kilos».

IMPORTANTE: Recuerda que a medida que vaya pasando el tiempo irás perdiendo peso. Si esa pérdida de peso supone un cambio en los intervalos mencionados, debes ajustarte a las cantidades que representan tu nuevo peso.

Ejemplo: Si mi peso inicial es de 82 kilos, al comienzo del plan nutricional estaré en el rango de «Más de 80 kilos». Pero conforme pase el tiempo iré bajando de peso. En el momento en que mi peso esté por debajo de 80 kilos, estaré en un nuevo rango en el que la cantidad de alimentos de mi dieta será menor. A partir de ese momento deberé ingerir las cantidades recomendadas en el rango de «Entre 60 y 80 kilos».

Comprueba en las siguientes tablas las cantidades de alimento (se expresa en gramos) que conforman los bloques en función de tu peso inicial. Verás que no incluyo cantidades del grupo de alimentos «verduras». Esto se debe a que es el único bloque del que puedes comer sin restricción, ya que apenas contienen calorías.

IMPORTANTE: El peso de los alimentos que se indica es en seco/crudo, es decir, siempre antes de cocinarlos. Algunos alimentos aumentan de peso al cocinarlos (por ejemplo, el arroz o la pasta); otros, en cambio, pierden peso (por ejemplo, la carne o el pescado). No tengas en cuenta el peso de los alimentos después de cocinados.

PROTEÍNAS

ALIMENTOS		PESO CORPORAL		
		Menos de 60 kg	Entre 60-80 kg	Más de 80 kg
PROTEÍNAS		CANTIDAD DE ALIMENTOS (en gramos)		
Almejas	P	190	220	260
Atún en lata al natural	P	60	90	90

Atún fresco	P G	110	140	165
Berberechos al natural	P	180	220	250
Clara de huevo	P	120	180	180
Cordero	P G	100	130	150
Entrecote de ternera	P G	100	130	150
Fiambre de pavo/ pollo (mínimo 90 % carne)	P	60	70	80
Gambas o langostinos cocidos	P	120	150	170
Jamón serrano (sin grasa visible)	P G	75	90	110
Kéfir desnatado + Yogur 0 %	P C	200 + 125	250 + 125	300 + 125
Kéfir entero + Yogur 0 %	P C G	160 + 125	200 + 125	270 + 125
Leche desnatada + Yogur 0 %	P C	200 + 125	250 + 125	300 + 125
Leche entera + Yogur 0 %	P C G	200 + 125	250 + 125	340 + 125
Mejillones	P	140	170	200
Tilapia	P	150	190	220
Bacalao	P	150	190	220
Merluza	P	150	190	220
Calamar	P	150	190	220

Sepia	P	150	190	220
Corvina	P	150	190	220
Dorada	P	150	190	220
Pollo	P	110	140	160
Proteína en polvo	P	30	35	40
Queso fresco batido 0 %	P	300	390	440
Salmón	P G	120	145	170
Salmón ahumado	P G	100	120	140
Sardina	P G	140	170	200
Secreto ibérico	P G	100	130	150
Seitán	P	100	130	150
Soja texturizada	P C	50	60	70
Solomillo de cerdo	P G	110	130	150
Solomillo de ternera	P G	130	150	180
Tofu	P G	200	240	290
Trucha	P G	130	160	190
Vacío	P G	120	140	180

CARBOHIDRATOS

ALIMENTOS		PESO CORPORAL		
		Menos de 60 kg	Entre 60-80 kg	Más de 80 kg
CARBOHIDRATOS		CANTIDAD DE ALIMENTOS (en gramos)		
Alubias en seco	C P	70	80	90
Arroz/Noodles/ Fideos de arroz	C	50	60	70
Arroz inflado/ Espelta inflada/ Quinoa inflada sin azúcares añadidos	C	45	55	65
Batata/ Boniato	C	160	190	230
Corn flakes sin azúcares añadidos	C	45	55	65
Cuscús	C	50	60	70
Dátiles	C	20	25	30
Dulce de leche	C	30	35	40
Garbanzos en seco	C P	70	80	90
Guisantes	C P	250	280	320
Harinas	C	50	60	70
Lentejas en seco	C P	70	80	90
Maíz en grano	C	50	60	70

Alimento		Menos de 60 kg	Entre 60-80 kg	Más de 80 kg
Mermelada	c	40	45	50
Miel	c	25	30	35
Mijo/Polenta/Bulgur	c	50	60	70
Ñoquis	c	100	120	140
Pan integral	c	70	80	90
Patata	c	180	210	250
Pasta integral	c	50	60	70
Yuca	c	110	130	145

GRASAS

ALIMENTOS		PESO CORPORAL		
		Menos de 60 kg	Entre 60-80 kg	Más de 80 kg
GRASAS		CANTIDAD DE ALIMENTOS (en gramos)		
Aceite de coco	G	10	10	10
Aceite de oliva	G	10	10	10
Aceitunas	G	60	60	60
Aguacate	G	60	60	60
Almendras	G	20	20	20
Guacamole	G	60	60	60

Huevos	G P	1 unidad	1 unidad	1 unidad
Queso parmesano	G P	25	25	25
Mozzarella light 0 % (la que viene en bolsa con líquido)	G P	60	60	60
Hummus	G	35	35	35
Mantequilla	G	15	15	15
Mantequilla cacahuete	G	20	20	20
Nueces	G	15	15	15
Avellanas	G	15	15	15
Pistachos	G	20	20	20
Tahini	G	15	15	15

FRUTAS

ALIMENTOS		PESO CORPORAL		
		Menos de 60 kg	Entre 60-80 kg	Más de 80 kg
FRUTAS		CANTIDAD DE ALIMENTOS (en gramos y/o unidades)		
Albaricoque	F	5 unidades	5 unidades	5 unidades
Arándanos	F	160	160	160
Caquis	F	150	150	150

Cerezas	F	180	180	180
Chirimoyas	F	170	170	170
Ciruelas	F	3 unidades	3 unidades	3 unidades
Frambuesas	F	160	160	160
Fresas	F	300	300	300
Higos	F	140	140	140
Kiwis	F	2 unidades	2 unidades	2 unidades
Mandarinas	F	2 unidades	2 unidades	2 unidades
Mango	F	200	200	200
Manzana	F	200	200	200
Melocotón	F	240	240	240
Melón	F	190	190	190
Moras	F	240	240	240
Naranjas	F	200	200	200
Níspero	F	4 unidades	4 unidades	4 unidades
Papaya	F	245	245	245
Pera	F	180	180	180
Piña	F	230	230	230

Plátano	F	100	100	100
Sandía	F	300	300	300
Uvas	F	150	150	150

IMPORTANTE: Recuerda que algunos alimentos, aunque están clasificados como «proteínas», «carbohidratos» o «grasas» debido a que ese es su macronutriente principal, también pueden aportar medios bloques o bloques enteros de otros macronutrientes (ver la tabla de bloques de alimentos de más arriba). Debes tenerlo en cuenta a la hora de contabilizar bloques para no pasarte ni quedarte corto.

Si, por ejemplo, a mediodía eliges una porción de proteína que sea solomillo de cerdo, que aporta un bloque de proteína y medio de grasa, ese mismo día puedes elegir como bloque de proteína para cenar trucha, que también aporta un bloque de proteína y medio de grasa. Por tanto, con esta elección ya llevarías tres bloques ese día, dos bloques de proteína y un bloque de grasa.

Lo mismo puedes hacer con el resto de los bloques de carbohidratos y grasas. Además, como ya sabes las cantidades de alimento que representa cada bloque para ti, puedes dividirlos en dos. Por ejemplo, si pesas entre 60 y 80 kilos, un bloque de proteína de pollo para ti serían 140 gramos. Sin embargo, puedes usar solo medio bloque, es decir, 70 gramos de pollo y complementar con otro medio bloque de proteína de otro tipo, por ejemplo, 90 gramos de atún en lata al natural, que también representa medio bloque

Así tendrías el bloque entero de proteína: 70 gramos de pollo + 90 gramos de atún en lata al natural = 1 bloque de proteína.

Te recomiendo que al principio elijas alimentos que solo representan un bloque entero para ir familiarizándote con la forma de estructurar la dieta y no liarte mucho. Conforme vayas avanzando y asegurándote de qué lo haces todo correctamente, puedes ir incluyendo medios bloques, bloques y medio, etc.

Vale, ya tenemos las raciones de cada alimento en función del peso de cada sujeto. Pero claro, nos faltan algunos datos: ¿Cuántos bloques debemos comer al día de cada nutriente? ¿Deben comer la misma cantidad un hombre y una mujer que pesen lo mismo? ¿Cómo distribuir los alimentos a lo largo del día de manera óptima?

DISTRIBUCIÓN DE LOS BLOQUES

Bien, ya tenemos casi todo listo, solo faltan los últimos ajustes para tener tu propia dieta. Con el objetivo de perder grasa, vamos a consumir un total de 12 bloques diarios para las mujeres y 13 bloques diarios para los hombres. Como ya sabes, debido a la composición corporal determinada por la genética, los hombres suelen tener más músculo y menos grasa que las mujeres. Por eso el gasto energético de los hombres es más elevado que el de las mujeres. Por tanto, la ingesta debe ser ligeramente superior en hombres que en mujeres. Ahora ya sabemos cuántos bloques diarios de alimentos debes comer. Pero no podemos distribuirlos de manera aleatoria. No puedes elegir bloques al azar, debe ser una elección eficiente y equilibrada. Los bloques de cada grupo de alimentos serán los siguientes:

SEXO	PROTEÍNA	GRASA	CARBOHIDRATOS	FRUTA	VERDURA	TOTAL
Hombres	4	2	3	2	2	13
Mujeres	4	2	2	2	2	12

Prácticamente casi tienes tu propia dieta para perder grasa y mejorar tu salud. Ahora vamos al último paso, cómo distribuir los bloques durante el día. Para empezar, vamos a dar por supuesto que eres físicamente activo y haces ejercicio. Esto no es negociable, no tiene ningún sentido seguir una estrategia nutricional para perder peso si estamos todo el día sentados. Con físicamente activo me refiero a cualquier forma de movimiento que no sea estar tumbado o sentado. Habrá quien salga a correr a diario y quien simplemente salga a dar un paseo largo (recuerda marcarte esos 10.000 pasos como objetivo). Con ejercicio me refiero a cualquier actividad programada. Esto puede ser desde hacer *crossfit* o entrenar duro en un gimnasio, hasta hacer pilates, entrenamientos funcionales, entrenamientos de algún deporte específico o clases de baile. En definitiva, cualquier actividad que requiera mayor intensidad que la actividad física o estar sentado. Aunque lo ideal es combinar actividad física y ejercicio físico, como veremos en próximos capítulos, habrá sujetos que harán solo actividad física pero no ejercicio y habrá sujetos que harán ejercicio físico pero no actividad física.

Al margen de que hagas una cosa u otra, o ambas, vamos

a diferenciar dos grupos principales: los que hacen la actividad física o ejercicio por la mañana y los que lo hacen por la tarde. ¿Por qué es importante diferenciarlo? Pues porque la actividad física y el ejercicio físico condicionarán qué, cómo y cuándo debemos comer. Un error habitual a la hora de seguir una dieta (un estilo de alimentación como los descritos anteriormente o una dieta diseñada por un profesional) es no tener en cuenta el momento del entrenamiento. No me refiero únicamente a la necesidad de comer para rendir mejor o recuperarnos de dicha actividad (que también), sino a que es preciso tener en cuenta que cuando hacemos actividad o ejercicio físico se producen una serie de cambios fisiológicos en el organismo, y uno de los más importantes es la captación de glucosa por el tejido muscular de manera independiente a la insulina. Me explico: cuando hacemos ejercicio, los músculos son capaces de retirar la glucosa de la sangre sin necesidad de insulina. Sí, el ejercicio físico utiliza la glucosa de los músculos y el hígado como fuente de energía. Esto deja espacio libre en ellos para meter más glucosa. Esto se traduce en dos cosas. La primera es que el ejercicio es fundamental para prevenir la resistencia a la insulina. La segunda y más importante para lo que nos ocupa, es que el mejor momento para introducir carbohidratos en la dieta es justo después de entrenar. ¿Y si entreno por la tarde o noche? Pues también. Aunque en líneas generales somos menos sensibles a la insulina por la tarde o noche, este hecho fisiológico cambia radicalmente si realizamos ejercicio en ese horario. Si tienes dudas con todo esto, ve al último capítulo del libro, donde hablo de los mitos acerca de los carbohidratos, la glucosa y la insulina.

EL MITO DE «DESAYUNA COMO UN REY, ALMUERZA COMO UN PRÍNCIPE Y CENA COMO UN MENDIGO»

¿Por qué se culpa a la última comida del día de hacernos engordar? Seguramente se deba a varias cosas:

1. Pensamiento analítico y erróneo en fisiología: habrás oído eso de «si comes mucho y te vas a dormir, no lo quemas y se acumula como grasa». No, nuestro organismo no funciona así.
2. Debido a los altos niveles de estrés laboral, la cena se convierte en la gran liberadora de dopamina en el cerebro: es cuando buscamos la recompensa a un mal día a través de una pizza, un vino o un postre.
3. Cenar demasiado tarde sí puede afectar a nuestra salud o peso corporal. Hoy se sabe que ingerir la mayor parte de las calorías en las horas de luz y no en la noche puede tener cierto impacto en ello, pero siempre será un factor secundario respecto a lo más importante: las calorías y la calidad nutricional de los alimentos.

Aunque el desayuno no es la comida más importante del día como nos decían en el colegio, sí que hay ciertos aspectos que hay que tener en cuenta. Muchos estudios nos dicen que incluir proteína en el desayuno nos ayuda a regular los niveles de glucosa en sangre a lo largo del día e incluso reduce la ingesta total de alimentos al final de la jornada (Smith, H. A., y Betts, 2022).

De hecho, este efecto es ya tan conocido que ha sido bautizado como «efecto de la segunda comida» y describe cómo la glucemia y la respuesta insulinémica a la ingesta de carbohidratos se atenúan en las comidas posteriores al desayuno, sobre todo si es rico en proteína. Como explicaré en el capítulo 9, esto no es relevante en sujetos sanos y físicamente activos, pero puede ser de ayuda para aquellas personas que tengan resistencia a la insulina o diabetes. Además, que ingerir proteína en el desayuno regule la saciedad del resto del día es para tenerlo en cuenta. Por último, algunos estudios revelan que aumentar la ingesta de proteína en el desayuno ayuda a mejorar la masa muscular (Aoyama *et al.,* 2021), lo cual lo hace más interesante aún.

Por tanto, si la actividad física o el entrenamiento tienen lugar principalmente por la mañana, introduciremos una comida más en esta franja. La distribución de bloques para hacer cuatro comidas al día sería así:

OPCIÓN 4 COMIDAS AL DÍA Y ACTIVIDAD FÍSICA POR LA MAÑANA

	MUJERES	HOMBRES
DESAYUNO	Proteína + carbohidratos + fruta	Proteína + carbohidratos + fruta
MEDIA MAÑANA	Proteína + fruta	Proteína + carbohidratos + fruta
ALMUERZO	Proteína + carbohidratos + grasa + verdura	Proteína + grasa + carbohidratos + verdura
CENA	Proteína + grasa + verdura	Proteína + grasa + verdura

Pero si preferimos hacer tres comidas al día en lugar de cuatro, la distribución cuando la mayor parte de la actividad física tiene lugar por la mañana quedaría así:

OPCIÓN 3 COMIDAS AL DÍA Y ACTIVIDAD FÍSICA POR LA MAÑANA

	MUJERES	HOMBRES
DESAYUNO	Proteína + carbohidratos + fruta	Proteína + carbohidratos + fruta
ALMUERZO	Proteína (2 bloques) + carbohidratos + grasa + verdura	Proteína (2 bloques) + grasa + carbohidratos + verdura + fruta
CENA	Proteína + grasa + verdura + fruta	Proteína +carbohidratos + grasa + verdura + fruta

Al hacer tres comidas en lugar de cuatro, hay que meter dos bloques de proteína en el almuerzo.

Si, por el contrario, la actividad física o el entrenamiento tienen lugar principalmente por la tarde, introduciremos una merienda en esta franja. La distribución de bloques para cuatro comidas al día sería así:

OPCIÓN 4 COMIDAS AL DÍA Y ACTIVIDAD FÍSICA POR LA TARDE

	MUJERES	HOMBRES
DESAYUNO	Proteína + grasa + fruta	Proteína + grasa + fruta
ALMUERZO	Proteína + carbohidratos + verdura	Proteína + carbohidratos + grasa + verdura
MERIENDA	Proteína+ fruta	Proteína + carbohidratos + fruta
CENA	Proteína + carbohidratos + grasa + verdura	Proteína + carbohidratos + verdura

Y, como antes, si preferimos hacer tres comidas al día en lugar de cuatro, la distribución cuando la mayor parte de la actividad física tiene lugar por la tarde quedaría así:

	MUJERES	HOMBRES
DESAYUNO	Proteína + grasa + fruta	Proteína + grasa + carbohidratos
ALMUERZO	Proteína + carbohidratos + verdura + fruta	Proteína + carbohidratos + grasa + verdura + fruta
CENA	Proteína (2 bloques) + carbohidratos + grasa + verdura	Proteína (2 bloques) + carbohidratos + verdura + fruta

Al hacer tres comidas en lugar de cuatro, hay que meter dos bloques de proteína en la cena.

¿DEBES COMER MENOS LOS DÍAS QUE NO ENTRENAS?

Esta es una duda muy frecuente que paso a resolver de manera rápida y concisa. No, no es necesario comer menos los días que no haces ejercicio. La diferencia del gasto calórico en un día de entrenamiento comparado con un día de descanso es bastante pequeña. Un entrenamiento de fuerza de 90 minutos, de cuerpo completo, con varias series de 10 repeticiones con la última al fallo quema de 200-400 kcal de media, dependiendo del tamaño corporal. Si no hubieras ido al gimnasio y durante esa misma hora y media te sentases en el sofá, quemarías entre 100-150 calorías.

Por tanto, la premisa de que existen importantes diferencias energéticas entre los días de entrenamiento y los que no es errónea. Otra cosa es que seas un deportista de élite que se pasa horas entrenando cada día y luego descansa un día a la semana tumbado en el sofá. Ni siquiera en este caso sería necesario comer menos ese día, ya que los procesos de recuperación y regeneración tras los entrenamientos pueden durar días. Y estos procesos requieren energía.

Así que no te preocupes por este tema, puedes hacer tu dieta igual cada día tanto si ese día en cuestión entrenas como si no.

RECOMENDACIONES GENERALES

¡Enhorabuena! Ya tienes tu propia dieta para perder peso de manera saludable y flexible que, además, tiene en cuenta tu peso corporal, tu sexo y tu hábito de actividad diario. Recuerda que puedes descargarte mi aplicación para móvil SPOTIEAT para que te guíe y sea mucho más fácil y divertido poner en práctica esta dieta. Búscala en AppStore o en Google Play y descárgala o escanea el código QR que te dejo al final del libro. Pero aún me falta por comentarte algunos consejos para complementar esta dieta. Vamos con ello.

AGUA

Debes beber suficiente cada día. No hay que preocuparse en exceso con esto y pensar que hay una cantidad concreta óptima de agua que debemos tomar. Esto varía mucho entre personas en función de su contexto personal. Tomar entre 1,5 litros y 3 litros de agua al día puede estar bien. Ten en cuenta que en la comida también hay agua. Leche, frutas y vegetales son ricos en agua, que también suma. Una manera sencilla de saber si estás deshidratado es observando el color de la orina.

Si la orina es de color amarillo claro tirando a blanco, es sinónimo de buena hidratación. Sin embargo, si la orina es de color amarillo intenso tirando a marrón, estamos parcialmente deshidratados.

CAFÉ E INFUSIONES

El café es una bebida controvertida. Aunque ha tenido cierta mala fama durante mucho tiempo, lo cierto es que los estudios nos dicen que el café tiene muchos efectos positivos en la salud. En la dosis está el veneno. La recomendación más adecuada es no superar las tres tazas de café al día. Otra opción es tomar café descafeinado, porque así no es tan relevante preocuparse por la dosis máxima. Si tu médico te ha recomendado no beber café debido a alguna patología, mejor eliminarlo, aunque cada vez surgen más estudios que desmitifican algunos perjuicios del café. Respecto a las infusiones con agua, puedes tomar las que quieras, siempre y cuando controles aquellas que contienen cafeína o teína, como por ejemplo el té verde o el té negro. Manzanilla, rooibos, tila o valeriana inducen cierto efecto relajante o calmante.

 La teína del té y la cafeína del café son la misma sustancia. La única variación es la cantidad que contiene cada bebida. El café es mucho más rico en cafeína que el té.

CONTENIDO DE CAFEÍNA	
Café convencional (150 g)	106-164 mg
Café instantáneo	47-68 mg
Café descafeinado	2-5 mg
Té negro (240 ml)	25-110 mg
Té verde	8-36 mg
Refresco de cola	35-42 mg
Bebidas energéticas	50-500 mg

BEBIDAS VEGETALES

Las bebidas vegetales, como la bebida de almendra, de arroz, de soja o de avena, no son leche. Esto lo digo porque es común que se les llame «leche de soja», «leche de avena» y «leche de arroz», algo que es erróneo. Dentro de estas bebidas, podemos tomar un poco de bebida de almendras, avena o arroz sin azúcares añadidos (insisto, sin azúcares añadidos) con el café o las infusiones. Al tener un mínimo aporte calórico, añadir un poco no representaría ningún bloque, siempre y cuando no te excedas en su consumo. Como máximo puedes tomar unos 50 ml de este tipo de bebida al día para añadir al café o a las infusiones.

HIERBAS AROMÁTICAS Y ESPECIAS

Insisto en que las hierbas aromáticas y las especias pueden convertir nuestros platos en auténticas delicias. Además, muchas poseen propiedades muy interesantes para la salud. Dentro de las hierbas aromáticas encontramos una gran variedad: perejil, menta, salvia, cilantro, hierbabuena, albahaca, tomillo, romero, hinojo, entre muchas otras. Algunas se utilizan frescas, pero lo habitual es usarlas secas, ya sea enteras o molidas. En el grupo de las especias tenemos: pimienta, cayena, anís, azafrán, canela, clavo, comino, cúrcuma, jengibre, pimentón o nuez moscada. Añade las que quieras.

EDULCORANTES

Puedes usar algunos edulcorantes acalóricos, es decir, aquellos que no contienen calorías. Yo recomiendo estevia y eritritol sobre todo, aunque puedes usar otros sin problema. Es importante que mires la etiqueta y te asegures de que no tienen calorías antes de comprarlos. Debido a la mentalidad de la dieta rígida, muchas personas demonizan los edulcorantes: «¿Algo dulce y sin calorías? Eso no puede ser bueno». Por otro lado, existen otros grupos de personas que abusan de los edulcorantes para elaborar recetas o bebidas muy dulces pero sin calorías. Como siempre, los extremos no suelen ser buenos. Ni hay pruebas en humanos para demonizar los edulcorantes ni hay una evidencia aplastante que justifique su consumo excesivo. Hay muchos mitos en torno a los edulcorantes. Sin embargo, la evidencia científica en humanos muestra que los edulcorantes sin calorías no tienen efectos negativos para la salud: no elevan la insulina, no engordan y no provocan cáncer ni ninguna otra enfermedad. Existe controversia sobre si afectan o no a la microbiota intestinal, sobre todo la sacarina y la sucralosa, pero la mayoría de los estudios sobre edulcorantes se han hecho con animales y a dosis altísimas. Por lo que sabemos, los edulcorantes son seguros para el consumo en humanos. Además, pueden ayudar a mejorar la adherencia a la dieta.

Sin embargo, tampoco soy partidario del abuso de edulcorantes. Un sujeto que consuma bebidas o alimentos edulcorados sin calorías puede «darse permiso» para luego comer más. Por otra parte, la exposición repetida a edulcorantes acalóricos quizá pueda perpetuar la preferencia por productos dulces en la dieta, incluyendo los endulzados con edulcorantes calóricos (Gardner *et al.*, 2012), que además lleve a dejar de consumir frutas y verduras. Por eso mi recomendación es que como mucho edulcores una comida o bebida al día, no más. También puedes tomar dos refrescos «Zero» a la semana. Recuerda verificar que no tienen azúcar ni calorías. Evidentemente, todo esto es opcional, piensa en el concepto de dieta flexible, pero si prefieres no edulcorar nada, mejor.

ACEITE Y VINAGRE

El aceite de oliva virgen extra y el aceite de coco forman parte de las grasas de la dieta. Puedes usarlos para aliñar ensaladas, cocinar o tomar en tostada. Pero, eso sí, debes contabilizarlo siempre. En caso de usar 10 gramos de aceite de oliva virgen para aliñar una ensalada, esto supondría un bloque de grasa. Si por el contrario prefieres no usar aceite en la ensalada e ingerir dicho bloque a partir de otro alimento (por ejemplo, aguacate), puedes añadir un poco de vinagre de manzana y sal a la ensalada. Unas gotas de vinagre de manzana apenas añaden calorías, por lo que no es necesario contabilizarlo, pero aportan mucho sabor. Asegúrate de que sea cien por cien vinagre de manzana; es mucho mejor que otros tipos de vinagre.

AYUNO

Ya expliqué en capítulos anteriores que el ayuno intermitente no es mágico. Buena parte de su efecto positivo en la pérdida de peso deriva de la restricción calórica que lleva implícita. Queda por ver si aporta algún otro beneficio aparte de este efecto indirecto. En cualquier caso, lo cierto es que puede ayudarnos a crear el déficit calórico necesario para perder peso y mejorar nuestra salud. Como haciendo la dieta que te he propuesto tendremos ya un déficit calórico de base, si quieres puedes hacer un día de ayuno intermitente a la semana. No te preocupes por si el ayuno es de 13, 14 o 15 horas. Basta con que ese día no cenes, así de sencillo. Eso sí, si entrenas por la tarde, no te saltes la cena. Mejor déjalo para un día que no entrenes o, en su defecto, sáltate el desayuno. Como digo, esto es opcional, no obligatorio, pero si ves que te estancas bajando peso puedes añadir un día de ayuno a la semana. No tienes que compensar de ninguna manera el resto de las comidas, simplemente sáltate el desayuno o la cena un día a la semana, nada más.

COME DURANTE EL DÍA

Estamos adaptados para comer de día y ayunar de noche. Sin embargo, nuestro estilo de vida actual, en el que cenamos y nos acostamos cada vez más tarde, nos lleva a perder la sincronización. Los estudios nos dicen que las personas que trabajan de noche o que cenan muy tarde suelen presentar mayores alteraciones metabólicas, sobrepeso u obesidad y enfermedad cardiovascular (Manoogian *et al.*, 2022; Vujovic *et al.*, 2022). Los estudios sobre el ayuno intermitente en el que se omite la cena muestran mayores beneficios que los estudios sobre el ayuno intermitente en el que se omite el desayuno (Zhang *et al.*, 2022). Al margen del ayuno, mi recomendación es que cenes temprano. Sobre las 20.00, o las 21.00 como tarde, puede ser una buena hora. La idea es dejar pasar unas doce horas entre la cena y el desayuno del día siguiente. Si no te es posible, no te preocupes, no es un factor tan relevante. Lo importante es la dieta en sí. Pero intenta no cenar demasiado tarde en función de tus horarios y no te preocupes más por este tema.

CRONONUTRICIÓN: cuándo comemos influye en nuestro ritmo circadiano. La crononutrición defiende que debemos alimentarnos de acuerdo con los ciclos de luz natural: comer durante el día y ayunar por la noche.

COMIDA LIBRE

Bueno, llegamos al punto más delicado. Aunque ya hemos hablado de este tema, profundizaremos un poco más. Dejar una comida libre a la semana tiene una parte buena (aumenta la flexibilidad y la adherencia) y otra negativa (puede aumentar la ansiedad y además arruinar los progresos de toda la semana). Recuerda que el objetivo de la dieta que propongo es perder grasa de manera saludable, por lo que debemos controlar los excesos. Por eso recomiendo un término medio. Se puede hacer una comida libre a la semana siempre y cuando esta sea de comida real y lo menos procesada posible. Puedes comer un buen pescado o carne al horno, una buena paella con amigos, una tortilla española, un guiso de la abuela, hacerte ese plato de pasta o pizza que tanto te gusta..., pero siempre con sentido común. Lo que no es aceptable es que te comas una paella entera tú solo, una pizza familiar, elegir el menú gigante con refresco de tu burguer favorito o entrar en un buffet y arrasar con todo lo que pilles. Debemos alejarnos de la comida basura y de restaurantes de comida rápida y ser comedidos en las porciones.

De todas formas, si tras unas semanas ves que no bajas de peso, empieza por eliminar o reducir esta comida libre; sin duda será el principal motivo nutricional por el que no bajas de peso. Tras esta comida libre, retoma tu dieta habitual sin saltarte ninguna comida y sin reducir cantidades.

MÉTODOS DE COCINADO

Puedes usar cualquier método de cocinado que no implique añadir calorías al alimento: cocción, salteado, escalfado, plancha, vapor, microondas, horno, parrilla. Puedes usar la brasa puntualmente, pero asegurándote de no cocinar los alimentos a fuego vivo, sin achicharrarlos y marinados o con orégano añadido (véase el apartado de la carne en el capítulo 9 para más información). No es nada recomendable usar la fritura como método de cocinado cuando buscamos perder grasa corporal, ya que aumenta enormemente el contenido calórico de los alimentos y además es poco saludable.

PUESTA EN PRÁCTICA

Ahora solo falta ponerla en práctica. Dejo aquí algunos ejemplos de dietas ya conformadas para que te hagas una idea:

EJEMPLO 1. Mujer de 59 kilos que come cuatro veces al día y hace ejercicio por la mañana:

	BASE MUJERES	MENÚ EJEMPLO 1	EJEMPLO RECETA
DESAYUNO	P C F Proteína + carbohidratos + fruta	P C 125 g de yogur desnatado 0% + 200 g de leche desnatada P 15 g (30 g/2=15) de proteína en polvo C 25 g (50 g/2=25) de corn flakes sin azúcares añadidos F 200 g de mango	Bol de corn flakes con leche desnatada y proteína en polvo de sabor a elegir y un yogur desnatado con mango.
MEDIA MAÑANA	P F Proteína + fruta	P 220 g de claras de huevo F 100 g de plátano	Tortilla de claras de huevo con orégano y una pizca de sal. De postre un plátano.

ALMUERZO	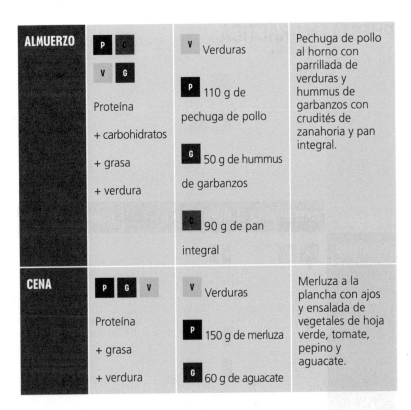 **P** **C** **V** **G** Proteína + carbohidratos + grasa + verdura	**V** Verduras **P** 110 g de pechuga de pollo **G** 50 g de hummus de garbanzos **C** 90 g de pan integral	Pechuga de pollo al horno con parrillada de verduras y hummus de garbanzos con crudités de zanahoria y pan integral.
CENA	**P** **G** **V** Proteína + grasa + verdura	**V** Verduras **P** 150 g de merluza **G** 60 g de aguacate	Merluza a la plancha con ajos y ensalada de vegetales de hoja verde, tomate, pepino y aguacate.

EJEMPLO 2. Hombre de 85 kilos que come cuatro veces al día y hace ejercicio por la tarde:

	HOMBRES	MENÚ EJEMPLO 2	EJEMPLO RECETA
DESAYUNO	**P** **G** **F** Proteína + grasa + fruta	**G** **P** 2 huevos **P** 170 g (340 g/2= 170 g) de claras **F** 100 g de plátano	Revuelto de 2 huevos y claras de huevo con perejil y pimentón. De postre un plátano.

ALMUERZO	P C	V Verduras	Salmón al horno o a la plancha con patatas horneadas o al microondas. Todo acompañado de verduras horneadas o salteadas.
	G V	C 320 g de patata	
	Proteína	P G 170 g de salmón	
	+ carbohidratos		
	+ grasa		
	+ verdura		

MERIENDA	P C F	P C 125 g de yogur desnatado 0 %	Tostada de pan integral con vaso de leche desnatada y unas gotas de edulcorante líquido sin calorías y canela en polvo. Aparte tomar un yogur con proteína en polvo y fresas.
	Proteína	+ 340 g de leche desnatada	
	+ carbohidratos	P 20 g (40 g/2 = 20 g) de proteína en polvo	
	+ fruta	C 70 g (140 g/2 = 70 g) de pan integral	
		F 300 g de fresas	

CENA	P C V	V Verduras	Ensalada fría de lentejas cocidas con lechuga, canónigos, rúcula, pepino, tomate y una lata de atún. Aliñar con un poco de vinagre de manzana y sal.
	Proteína	C P 95 g de lentejas en seco	
	+ carbohidratos	P 60 g de atún al natural en lata	
	+ verdura		

CONTROL DEL PESO

Como sabes, los cálculos del gasto energético son imprecisos. Pueden variar de una persona a otra en función de muchos factores. Por eso, incluso entre personas del mismo sexo, misma actividad física y mismo peso corporal puede haber diferencias en el gasto energético diario. Además, el gasto calórico no es algo estático, sino que va cambiando en función de ciertos factores, sobre todo de la ingesta, como explicaré en el próximo capítulo.

Esto es opcional, pero te recomiendo que lleves un registro del peso, siempre y cuando no te genere ansiedad. Lo ideal es pesarse por la mañana en ayunas al menos cada 2-3 días y anotarlo.

Es importante que tengas en cuenta que el peso no es un indicador muy fiable del progreso. Podemos perder peso y crearnos la falsa ilusión de que todo va bien, porque resulta que hemos perdido masa muscular o líquidos. Por el contrario, el peso puede subir, pero porque has ganado masa muscular. Podemos pensar que no lo estamos haciendo bien, pero mejorar la masa muscular es muy positivo, tanto para la salud como para la estética corporal. Por otra parte es necesario aclarar aquí que el peso corporal oscila diariamente sin necesidad de que haya ganancia o pérdida de tejidos. El peso corporal responde a muchos factores: vaciado gastrointestinal, líquidos, entorno hormonal, etc. Esto significa que no debes tomarlo como algo preciso, ni mucho menos. De hecho, el peso puede oscilar hasta 2 kilos arriba o abajo durante el mismo día. Pero si te pesas cada día o cada 2-3 días y lo vas anotando, te servirá para ver la tendencia general conforme vayan pasando las semanas.

Anotar el peso y ver la tendencia semanal es mejor que nada. Una opción rápida y sencilla para tener la certeza de que vas perdiendo grasa es medirte el contorno de cintura y cadera una vez por semana y anotarlo. Si poco a poco van bajando, es que vas por buen camino.

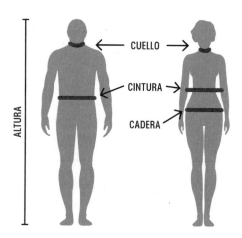

Figura 27: Dónde medir los contornos perimetrales.

Por otro lado, es preciso tener claras nuestras expectativas y ajustarlas a la realidad. Mucha gente piensa que perder peso es un proceso lineal, pero para nada es así. El cuerpo humano es complejo y habrá muchos altibajos durante el proceso. Es normal, no debemos pensar a corto plazo, sino evaluar los resultados de manera global con el paso del tiempo.

EXPECTATIVA *VS* REALIDAD

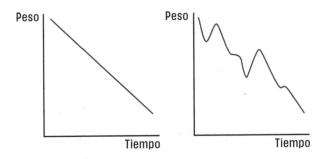

Figura 28: Expectativas de cómo solemos pensar que será el progreso cuando buscamos perder grasa (izquierda) *versus* cómo realmente progresamos (derecha).

EL ÍNDICE DE MASA CORPORAL (IMC)

El índice de masa corporal (IMC) se usa para clasificar a los sujetos en función de su peso y altura. Según el número resultante de dividir el peso corporal entre la altura al cuadrado, se clasifica al sujeto según muestro en la siguiente tabla:

IMC						
< 18,5	18,5 - 24,9	25 - 29,9	> 30	30 - 34,9	35 - 39,9	> 40
Bajo peso	Normal	Sobrepeso	Obesidad	Obesidad I	Obesidad II	Obesidad III o Mórbida

Pero el índice de masa corporal es una herramienta simplista que a veces confunde más que ayuda, ya que tiene en cuenta el peso y la altura, pero no la cantidad de grasa y músculo que tenemos. Lo importante es la composición corporal, es decir, de qué está compuesto ese peso. Pondré un ejemplo para que se entienda: un culturista que mida 1,80 puede pesar 120 kilos, y un sujeto con obesidad que mida 1,80 también puede pesar 120 kilos. Su IMC será el mismo, pero estéticamente y a nivel de salud no tienen nada que ver.

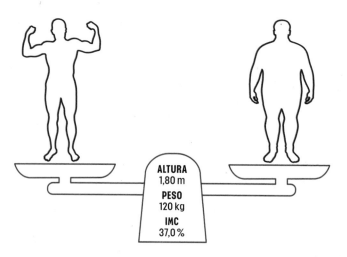

Figura 29: Dos sujetos pueden tener el mismo IMC por tener el mismo peso y la misma altura, pero su composición corporal ser totalmente distinta.

En su defecto, hay otra fórmula mucho más interesante y que nos da mejor información que el IMC. Investigadores del Cedars-Sinai Medical Center de Los Ángeles (Estados Unidos) han desarrollado un método más simple y preciso para estimar la grasa corporal, que es lo que nos interesa saber (Woolcott y Bergman, 2018; Corrêa *et al.*, 2021). Hablo de la masa relativa de grasa. Lo mejor de todo es que este método es fácil de realizar y no necesita de material sofisticado. Solo tenemos que medir nuestra altura y nuestra circunferencia de cintura con una cinta métrica y luego aplicar esta ecuación sencilla:

- Hombres: 64 - (20 × altura/circunferencia de la cintura).
- Mujeres: 76 - (20 × altura/circunferencia de la cintura).

El resultado indica el porcentaje de grasa corporal.

Una vez más, nada de esto es obligatorio, es opcional para aquellos que quieran tener un control más estricto y riguroso sobre cómo van sus progresos. Teniendo todas las herramientas que he explicado, estoy seguro de que conseguirás grandes avances en la mejora de tu salud y la pérdida de peso. Sin embargo, si el objetivo es perder bastante peso, tarde o temprano ocurrirá un estancamiento. No te desanimes, es normal. Esto se debe a las adaptaciones metabólicas. Pero aquí llega la buena noticia: en el siguiente capítulo explicaré cómo podemos revertir dichas adaptaciones para seguir progresando. Es más, los métodos para salir del estancamiento te encantarán. Seguramente sean justo lo contrario de lo que esperas. Vamos.

¿Y AHORA QUÉ?

7. CÓMO EVITAR EL ESTANCAMIENTO

Su cara lo decía todo. Expresaba cierta tristeza e incluso preocupación. Algo iba mal, estaba claro. Leticia había conseguido unos resultados excelentes desde que comenzó. Había perdido mucha grasa corporal, se sentía bien física y psicológicamente y su salud era más robusta que nunca. Habían pasado seis meses desde mi primera consulta con ella y hasta la fecha todo había ido genial. Leticia era una persona comprometida y cumplía estrictamente la planificación nutricional. «¿Qué le habrá pasado?», me pregunté. Acto seguido, Leticia me dijo: «Ismael, te prometo que lo he llevado todo a rajatabla, pero no sé por qué no he bajado nada de peso en esta ocasión». Respiré aliviado, porque hasta ese momento había temido que tuviera algún problema personal o familiar serio. Pero no, lo que la preocupaba era algo banal para mí. También iba a ser algo banal para ella, solo que aún no lo sabía.

Mi cara dibujó una sonrisa; lo que la inquietaba no era ningún problema. Su expresión cambió de la preocupación al asombro. Sin duda ella esperaba que me mostrara preocupado también, pero no, todo lo contrario, incluso se me escapó una risa tímida. Tras varios meses perdiendo peso, era normal que se hubiese producido un estancamiento en el progreso.

Es una respuesta fisiológica normal que se da en mayor o menor medida en cualquier persona tras un tiempo perdiendo peso. Lo importante es saber por qué ocurre y cómo superar dicho estancamiento. Cuando no se gestiona bien, surge la frustración y la pérdida de motivación. Esto lleva al fracaso de la dieta y a la recuperación del peso perdido. Pero cuando se entiende el porqué tiene fácil solución. Y así se lo expliqué a Leticia. Veamos por qué ocurre este estancamiento, cómo funciona el efecto rebote y cómo superarlo. Vamos allá.

EL EFECTO REBOTE

A largo plazo, las dietas muy restrictivas y excesivamente hipocalóricas llevan al «síndrome de la dieta crónica». Interminables ciclos de pérdida de peso y posterior recuperación del peso perdido, una y otra vez a lo largo de la vida. La consecuencia, aparte de la frustración psicológica, es que cada ciclo acarrea más cantidad de grasa corporal y menos masa muscular. Es lo que algunos llaman «efecto rebote». Un estudio reciente (Rossi *et al.*, 2019) revela que los sujetos que experimentan un mayor número de ciclos de bajada y subida de peso durante su vida tienen menor masa muscular y más grasa corporal.

> Esta pérdida de masa muscular a lo largo de los ciclos de dieta compromete nuestra salud, nuestro físico y además contribuye a que ganemos grasa corporal.

¿Por qué perder masa muscular provoca un aumento de grasa corporal? Pues principalmente por dos motivos:

1. **El hambre está regulada en parte por los tejidos graso y muscular.** Tras un periodo de pérdida de grasa, es habitual sentir un apetito voraz. A todos nos pasa. Más adelante hablaré del rol del hambre en la recuperación del peso perdido, pero de momento solo quiero explicar que, en parte, esa hambre está regulada por el tejido muscular. Como digo, este aumento del hambre tras un tiempo perdiendo grasa se mantendrá elevado hasta que tu cuerpo recupere el peso perdido. Esto explica, aunque no del todo, por qué es tan fácil recuperar los kilos perdidos tras una dieta muy restrictiva. Y aquí es donde entra el tejido muscular. El tejido muscular parece jugar un rol importante en los mecanismos de regulación del hambre. Antes se pensaba que este aumento del hambre se mantendría elevado hasta que nuestro cuerpo recuperara la grasa previa al programa de pérdida de peso. Sin embargo, parece que no es así. El hambre podría permanecer elevada hasta que no recuperes la masa muscular perdida durante el seguimiento de una dieta restrictiva (Dulloo *et al.*, 2017). El problema está en que la recuperación de masa muscular es más lenta que la recuperación de masa grasa, por lo que cuando recuperes la masa muscular y calmes el hambre, tu grasa corporal será mucho más alta que al inicio.

2. **El tejido muscular gasta más calorías que el tejido graso.** Como ya comenté, el tejido muscular es metabólicamente más activo que el tejido graso. Esto significa que al margen de tu peso, si tu composición corporal es alta en masa

muscular, tu gasto calórico será un poco más elevado que el de otra persona que pese lo mismo pero tenga menos masa muscular y más grasa. Este mismo problema ocurre conforme envejecemos. Es normal que, a medida que nos hacemos mayores, perdamos masa muscular. Incluso podemos sufrir sarcopenia (pérdida de tejido muscular). Esta pérdida de masa muscular que acompaña al envejecimiento es responsable, al menos en parte, de que nuestro metabolismo se vuelva «más lento» a medida que pasan los años (Pontzer *et al.*, 2021).

Por tanto, estas son algunas de las causas fisiológicas por las que ocurre el famoso efecto rebote o efecto yoyó y uno de los motivos por los que no nos interesa perder masa muscular cuando buscamos perder peso. En los capítulos finales hablaré de la importancia del tejido muscular y el entrenamiento de fuerza en la salud, pero sigamos por donde íbamos.

¿POR QUÉ NOS ESTANCAMOS CUANDO PERDEMOS PESO?

Bien, ya sabes qué es el efecto rebote y por qué es tan importante no perder masa muscular en los procesos de pérdida de grasa, o al menos no perder demasiada. Los hechos fisiológicos relacionados con el tejido muscular que se explican en el apartado anterior no son la única causa de este efecto rebote. Tampoco las dietas fracasan única y exclusivamente por ser restrictivas y cortoplacistas. Hay más factores involucrados. Cuando iniciamos un proceso de pérdida de grasa solo con dieta, o bien con dieta y ejercicio, a medida que vamos perdiendo peso, se produce una reducción del metabolismo basal, es decir, una reducción de nuestro gasto energético en reposo. Esto es, que aunque comamos menos calorías, también gastamos menos.

Cuando empezamos a ejercer una actividad física aumenta nuestro gasto calórico. Si además limitamos nuestra ingesta calórica y conseguimos crear un déficit calórico, perderemos peso. Hasta aquí todo en orden. Sin embargo, tarde o temprano, lo que en principio era un déficit calórico para ti, termina siendo un balance energético neutro, es decir, que ingieres las mismas calorías que gastas. ¿Cómo puede ocurrir esto si la dieta es la misma? Por qué gastas menos calorías. Ya expliqué en capítulos anteriores el concepto de «gasto energético restringido» que alude a que cuando estamos en déficit calórico, el gasto energético por actividad física se aplana conforme la aumentamos. El problema es que no solo ocurre este estancamiento en las calorías que quemamos por actividad física, sino que también disminuye nuestro gasto metabólico basal, es decir, las calorías que quemamos simplemente por estar vivos y mantener nuestras funciones vitales.

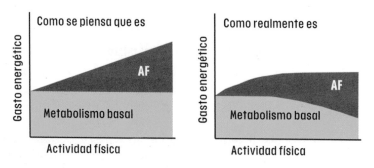

Figura 30: Cuando estamos en déficit calórico, a largo plazo no solo disminuye el gasto energético por actividad física, también disminuye el gasto energético basal. (Pontzer *et al.*, 2016).

¿POR QUÉ GASTAMOS MENOS CALORÍAS CUANDO COMEMOS MENOS?

Nuestros organismos han evolucionado para sobrevivir a toda costa. Un mecanismo para lograrlo es compensar el gasto energético cuando hay déficit calórico reduciendo las calorías que gastas. Sí, si le das poca energía, tu organismo gastará menos para compensar.

Imagina a tu organismo como un barco de vapor. Si queda poco carbón o leña en las reservas, lo normal es que el capitán del barco indique que hay que ahorrar combustible. Por tanto, los marineros aminorarán la velocidad para disminuir el ritmo de combustión. Quemarán menos combustible, igual que tú quemarás menos calorías cuando lleves mucho tiempo en déficit calórico. Tu organismo te dice algo así como: «Eh, alarma, no hay energía suficiente. Vamos a apagar algunas funciones que gastan muchas calorías y así ahorramos».

Así pues, los intentos de alterar el balance calórico a través de la dieta o el ejercicio son contrarrestados por factores fisiológicos y adaptaciones que resisten la pérdida de peso. Este mecanismo es conocido como adaptación metabólica o termogénesis adaptativa. Ahora entiendes por qué la ingesta de calorías y el gasto calórico son variables mutuamente dependientes (Goran *et al.*, 1994). Están unidos como las dos caras de una moneda. Se influyen dinámicamente.

> Si comes más, quemarás más calorías.
> Si comes menos, quemarás menos calorías.

Como digo, este hecho tiene una explicación evolutiva. Hace miles de años, cuando éramos cazadores-recolectores, pasábamos épocas en las que los alimentos escaseaban. Los inviernos o los veranos podían ser duros en algunas zonas del planeta. Esto hizo que nos adaptáramos para poder sobrevivir a estas condiciones de baja ingesta de calorías. Una de las adaptaciones fue reducir el gasto energético cuando nuestro organismo detectase la falta de alimentos. Si gastamos menos, necesitamos menos calorías para satisfacer a órganos vitales como el cerebro, el corazón o el sistema inmune. Entramos en modo «ahorro de energía».

Diversos estudios nos muestran que, estando en déficit calórico, con el tiempo se produce una disminución del gasto energético en reposo (Rosembaum *et al.*, 2008; Nunes *et al.*, 2022). Esto significa que incluso sentados o tumbados gastamos menos calorías. La explicación fisiológica de este fenómeno es que, tras un tiempo perdiendo peso, algunas hormonas que regulan nuestro metabolismo se alteran. Disminuye la leptina, las hormonas tiroideas, la testosterona, los estrógenos, y aumenta el cortisol. Ahora bien, esta reducción solo explica en parte por qué nos estancamos en los procesos de pérdida de peso. Algunos estudios hablan de una reducción de entre 50-100 calorías al día en nuestro metabolismo basal (Martins *et al.*, 2020). Aunque es una cifra significativa, esta disminución del gasto energético no puede explicar por sí sola por qué nos estancamos cuando buscamos perder peso. Tiene que haber algo más. Y lo hay. La disminución del gasto calórico después de estar un tiempo a dieta se debe sobre todo a una disminución del gasto por actividad física, es decir, al efecto del gasto energético restringido del que hablé antes. Pero no se trata solo de que a medida que hacemos más actividad física no aumenta más el gasto calórico. Es que, además, nuestro organismo intenta que te muevas menos. Sí, hace lo posible por quitarte las ganas de moverte. ¿Cómo? Aumentando la fatiga. Son varios los estudios que muestran que, tras un tiempo en déficit calórico, disminuye la actividad física diaria en los sujetos que buscan perder grasa (Levine *et al.*, 2005; Almundarij *et al.*, 2017). Por tanto, estamos en una situación donde gastamos menos calorías por movernos pero además tenemos menos ganas de movernos. ¡Maldita fisiología! Al contrario de lo que puedas pensar, todo esto convierte la actividad física y el ejercicio físico en indispensables para una adecuada pérdida de grasa y mejora de la salud. Y no solo para perder grasa, sino para no recuperar la grasa perdida pasado un tiempo, esto es, para evitar el efecto rebote.

Hay un último mecanismo que nuestro organismo usa para compensar la ingesta y el gasto calórico: aumentar el hambre. Ya he explicado que el hambre está regulada en parte tanto por el tejido graso como por el tejido muscular. Este es un motivo más por el cual mantener la masa muscular y hacer ejercicio es clave para no recuperar el peso perdido.

¿POR QUÉ NOS ESTANCAMOS CUANDO PERDEMOS GRASA?

1. Demasiada pérdida de masa muscular.
2. Disminución del gasto calórico por actividad física.
3. Disminución del metabolismo en reposo.
4. Aumento de la fatiga, lo que hace que nos movamos menos.
5. Aumento del hambre.

En definitiva y para resumir este apartado, cuando te pones a dieta y comes menos durante un tiempo, inevitablemente gastarás menos energía, aunque realices la misma actividad física diaria que antes de comenzar la dieta. Además, tendrás menos ganas de moverte, estarás más cansado y aumentará tu hambre. Por tanto, después de la pérdida de peso, el aumento de la actividad física es clave para prevenir la recuperación del peso perdido. Aunque el gasto calórico por la actividad física se ve reducido a medida que avanzamos, es importante saber que el aumento de dicha actividad física de manera moderada después de la pérdida de peso puede elevar el flujo de energía y regular mejor el hambre. Esto favorecerá que mantengamos la pérdida de peso y evitará que lo recuperemos. De hecho, algunas investigaciones ponen encima de la mesa el hecho ineludible de que no se puede mantener el peso perdido a largo plazo si no es aumentando la actividad física (Melby *et al.*, 2019). Esto significa que, en el entorno actual, la mayoría de las personas que bajan de peso voluntariamente tendrán que aumentar después su actividad física diaria para estabilizar el peso. ¡No hay excusas, debes moverte!

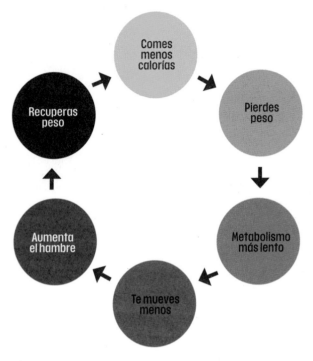

Figura 31: Círculo vicioso de la pérdida de peso y la recuperación del peso perdido.

¿Vuelves a tener un bajón de la motivación tras leer esto? No te preocupes, ya te dije que tenía solución. Vamos a ver cómo tienes que proceder cuando llegues al estancamiento en la pérdida de peso.

CÓMO SALIR DEL ESTANCAMIENTO

Puede que llegues a un punto en el cual, aunque reduzcas drásticamente tu ingesta de calorías, ya no sigas perdiendo peso. Te has estancado. La respuesta es sencilla: lo que antes suponía un déficit calórico para ti, al entrar tu cuerpo en «modo ahorro de energía» y gastar menos, ya no lo supone. Lo primero que se te viene a la cabeza es reducir un poco más las calorías para seguir manteniendo el déficit calórico. Esto te permitirá seguir bajando de peso. Sin embargo, con el paso del tiempo, llegará un momento en que reducir calorías ya no será adecuado. No solo porque es peligroso y poco recomendable reducir mucho la ingesta calórica, sobre todo si se alarga en el tiempo, sino porque el hambre se apoderará de ti. El hambre es uno de nuestros principales mecanismos de supervivencia. Todo gira en torno a ella y no podrás controlarla. Este es otro de los motivos por el cual las dietas restrictivas excesivamente bajas en calorías no funcionan para perder grasa a largo plazo.

Bien, que nadie se alarme. Como ya dije, existe solución para salir de este atolladero. Por un lado, puedes actuar manteniendo el gasto energético conforme vayas perdiendo peso, es decir, haciendo la misma actividad física o más que la que hacías antes. Esto no es nada fácil de conseguir. Conforme avanza el tiempo en déficit calórico, es posible que te sientas cansado o cansada. Esta fatiga acumulada es una mala compañera de viaje, ya que te pedirá constantemente que te sientes en el sofá, que no merece la pena el esfuerzo, que para qué sufrir tanto. A la par que aumenta la fatiga, conforme avanzamos en el proceso de pérdida de peso se produce otra situación que nos motiva a continuar. Al perder peso, nos sentimos más ligeros y nos cuesta menos movernos. Esto es más notable en personas que tienen obesidad. Por otro lado, la propia motivación y satisfacción por conseguir objetivos puede, sin duda, superar a la fatiga persistente. La fatiga es un proceso multifactorial en el que los aspectos psicológicos como la motivación y las emociones juegan un papel relevante.

En esa lucha entre la fatiga y la motivación por el proceso, a veces ganará la primera y a veces la segunda. Es importante que entiendas que esto es una carrera de fondo, no un esprint. No pasa nada porque alguna vez pierdas alguna «batalla», lo importante es ganar la «guerra» al final. Jamás debes culparte por fallar un día, ni dos. Eso entra dentro de lo normal. Lo importante es seguir adelante.

Pero mantener la actividad física no es lo único que podemos hacer para no estancarnos o para salir del estancamiento. ¿Qué pasa con la dieta? ¿Qué podemos hacer para salir del estancamiento?

Cuando te estancas en la pérdida de peso lo primero que piensas es:

1. Hay algo que estoy haciendo mal en la dieta.
2. Tengo que reducir aún más las calorías.

Una vez que compruebes que no estás haciendo nada mal y que no te estás saltando la dieta demasiado, solo te queda la segunda opción como explicación posible. Así que lo siguiente que haces es reducir aún más las calorías. Error: esto es lo peor que puedes hacer. De hecho, lo que debes hacer es más bien lo contrario. Esto que te voy a proponer te gustará mucho más. Y lo mejor de todo es que funciona, al menos ayuda bastante. Voy a hablarte de los *refeed* y los *diet break*.

REFEED

Es una estrategia nutricional que busca revertir parcialmente las adaptaciones metabólicas que nos hacen estancarnos, además de aumentar la saciedad, la energía y proporcionar efectos psicológicos positivos que mejoren la adherencia. Básicamente busca regular nuestro entorno hormonal y metabólico, el cual se ha visto alterado tras un tiempo bajando peso. Con ello, crecerá el número de hormonas que se han regulado a la baja produciendo una disminución del metabolismo, como las mencionadas anteriormente (leptina, hormonas tiroideas, testosterona, estrógenos, etc.). ¿En qué consiste el *refeed*? Pues en subir carbohidratos en la dieta de manera puntual para regular todo lo mencionado.

Al incrementar la ingesta de carbohidratos en la dieta de manera puntual, conseguimos sacar a nuestro organismo de ese estado de ahorro en el que apenas gasta energía y se encuentra fatigado. Ese aumento de energía no solo regulará las hormonas mencionadas y el metabolismo, sino que mejorará la fatiga y nos motivará psicológicamente para seguir adelante. Ganaremos adherencia a la dieta. Seguro que ahora mismo estás alucinando. No puedes creer que la forma de salir de este estancamiento sea comiendo más. Pues sí, así es. Este es el motivo de que muchas personas fracasen cuando buscan perder peso a largo plazo. Ellos mismos o los profesionales de la nutrición que los asesoran quizá se empeñaban en bajar y bajar calorías. Esto lleva a más hambre, más frustración y, en última instancia, al fracaso y a la recuperación del peso perdido.

Beneficios del *refeed*:

- Reduce el hambre.
- Ordena el entorno hormonal y metabólico.
- Aumenta la energía y los depósitos de glucógeno.
- Previene la pérdida de masa muscular.
- Potencia los efectos psicológicos positivos.
- Mejora la adherencia a la dieta.

Estarás preguntándote cómo ajustar un *refeed* en tu dieta, cuántos días a la semana hacerlo, cada cuánto tiempo, etc. Pero no lo voy a explicar. Eh, calma, no hace falta que me insultes. No lo voy a explicar porque hacer bien un *refeed* implica hacer cálculos laboriosos que no interesan a nadie. Además, sabemos que los *refeed* solo son interesantes para personas que ya de por sí tienen muy bajo porcentaje graso y aun así quieren bajar más (deportistas, culturistas, fitness, etc.). La evidencia científica nos dice que no son suficientes para revertir adaptaciones en personas que tienen un mayor porcentaje de grasa corporal. Por este motivo, voy a explicar otro método que funciona mejor aún que los *refeed*. Son los conocidos como *diet break*.

DIET BREAK

Si te gustó el *refeed*, más te gustará el *diet break*. Como su propio nombre indica, se trata de hacer una pausa en la dieta. Sí, saltarte la dieta es clave para evitar el estancamiento a largo plazo. Te ha gustado leer esto, ¿eh?

Un *diet break* consiste en llevar una dieta sin restricciones ni control durante un tiempo (por lo general 7 días) con el objetivo de revertir las adaptaciones metabólicas, mejorar la adherencia y recuperar energía para continuar después con la dieta. Con esto conseguimos el mismo efecto que los *refeed* pero de una manera más sólida y eficiente.

Aun así, un *diet break* no debe ser una oportunidad para engullir como un lobo. Debes tener cierto control dentro del descontrol. Me explico. Aunque el aumento de calorías nos sacará temporalmente del estancamiento, recuerda que luego debemos continuar con la dieta enfocada a perder peso. Ganar demasiado peso en un *diet break* o no revertir de manera adecuada las adaptaciones hormonales y metabólicas supondría un fracaso. Por eso, mis recomendaciones para hacer un *diet break* serían las siguientes:

- Hacer un *diet break* de 7 días cada 3 meses después del momento en que se produzca el primer estancamiento. Insisto, no desde que comiences con la dieta, sino desde que se produzca el primer estancamiento.

- ¿Cómo reconocer un estancamiento? Antes de proceder al primer *diet break*, comprueba que llevas al menos 3 o 4 semanas en las que la media semanal de tu peso no baja (asegúrate de que has estado haciendo la dieta correctamente, ya que, si no es así o te la has saltado mucho, el motivo del estancamiento será ese sin duda). Si tras uno o dos meses haciendo la dieta ya no bajas más de peso, no has llegado al estancamiento, no se produce tan rápido. Asegúrate de que estás haciendo la dieta bien, que no te la estás saltando en exceso y comprueba tus niveles de actividad física.

- Debe predominar la comida real frente a la comida basura, la regla de la dieta flexible de 80-20 % puede ser una buena opción.
- Aumentar sobre todo el consumo de alimentos ricos en carbohidratos, ya que son clave para revertir dichas adaptaciones. La grasa se puede mantener y la proteína se puede bajar un poco.
- No descuidar la ingesta de verdura y fruta.
- Seguir haciendo ejercicio, incluso aprovechar para entrenar más fuerte y aumentar cargas.

Ahora ya sabes cómo salir del estancamiento cuando estás perdiendo grasa. Puede que nadie te lo haya explicado antes, ni siquiera tu nutricionista o tu médico. Como dije al inicio del libro, las ciencias de la nutrición, el ejercicio y la salud son muy complejas y requieren años de estudio, actualización constante y profunda comprensión de la fisiología. Cada vez vamos sabiendo más acerca de cómo funciona nuestro organismo, tanto física como fisiológicamente, cuando buscamos perder grasa.

8. NO SOLO SE TRATA DE PERDER GRASA

Marcos entró en la consulta con cara de pocos amigos. Era su primera revisión tras la primera visita de hacía un mes.

—¿Y esa cara, Marcos? ¿Qué te pasa? —le pregunté.

—Pues que después de un mes haciendo dieta y entrenando, no he bajado nada de peso —me contestó.

Marcos era un chico muy motivado. No me cabía duda de que si él decía que había hecho bien la dieta, es que la había hecho bien. A diferencia de Leticia, la paciente de la que te hablé antes, que tras seis meses perdiendo peso de manera óptima se había estancado, Marcos solo llevaba un mes conmigo. Era imposible que hubiese llegado al estancamiento. Mientras se quitaba la chaqueta, me fijé en él. Se le veía mucho menos contorno de cintura y cadera. Era evidente que había perdido grasa. No quise decir nada hasta hacerle las mediciones. En efecto, solo pesaba 400 gramos menos que hacía un mes. Estaba claro. Yo ya sabía lo que había ocurrido, pero quise terminar la valoración. Una vez efectuada esta, le mostré los datos. Efectivamente, había perdido grasa y había ganado masa muscular.

—El resultado es inmejorable, Marcos. Has bajado considerablemente tu grasa corporal y además has subido masa muscular. De hecho, el resultado es espectacular, enhorabuena —dije.

La cara de Marcos cambió totalmente, se le dibujó una tímida sonrisa.

—Pero, Ismael, mi objetivo era perder peso... ¿De verdad que el resultado es bueno?

Esta última pregunta de Marcos revela que el mensaje sigue sin calar en mucha gente. Cuando el objetivo es perder grasa, lo habitual es que vayas perdiendo peso. Por ese motivo, el control periódico del peso es un indicador del progreso. Pero el peso oscila muchísimo en función de ciertos parámetros (vaciado intestinal, estado hormonal, estado emocional, retención de líquidos, etc.) sin que signifique que haya aumento o pérdida de grasa o músculo. Por otro lado, no se trata solo de perder peso, sino de perder grasa. Con esto me refiero a que conservar o mejorar el músculo es fundamental para que el progreso sea adecuado.

¿POR QUÉ ES IMPORTANTE EL MÚSCULO?

Sabemos que el porcentaje graso de los animales salvajes está directamente relacionado con su tamaño corporal, en un rango que va desde menos del 5 % de grasa en los ratones hasta alrededor del 35 % de grasa en las ballenas azules. Es decir, que en función del tamaño del animal le corresponde un porcentaje de grasa proporcional. Bien, pues si nos centramos en los seres humanos, en proporción, muchos hombres y mujeres de ahora tenemos porcentajes de grasa corporal iguales o superiores a los de las ballenas azules (Eaton y Eaton, 2017). Esto quiere decir que el porcentaje de grasa medio de hombres y mujeres en el siglo XXI está muy por encima del que se corresponde para un ser vivo de nuestro tamaño.

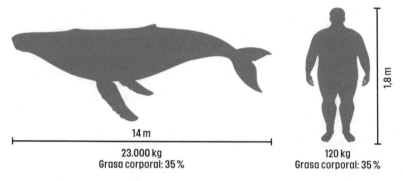

14 m
23.000 kg
Grasa corporal: 35 %

1,8 m

120 kg
Grasa corporal: 35 %

Figura 32: En comparación al tamaño, la grasa corporal de una ballena es proporcional a la de un sujeto con obesidad.

Porcentajes de grasa corporal en torno a un 25 % en hombres y un 35 % en mujeres o más son muy frecuentes. Son exagerados y difieren mucho del porcentaje de grasa de nuestros ancestros. De hecho, cuando comparamos el porcentaje de grasa que tenían nuestros ancestros con el que tenemos hoy, existen diferencias abismales, no solo porque ahora tenemos mucha más grasa corporal que antes, sino porque además tenemos menos masa muscular. Nuestros primos más cercanos a nivel evolutivo, los chimpancés, tienen la mitad de grasa corporal que el ser humano medio. En un principio, evolucionamos con mayor grasa corporal que nuestros parientes los chimpancés debido a que nuestro gasto energético era más elevado que el de ellos. Esto nos aseguraba energía de reserva en épocas de hambruna. Sin embargo, aquello que fue una gran ventaja evolutiva y que garantizaba nuestra supervivencia, en la actualidad, en un entorno opulento y obesogénico, juega en nuestra contra. Surge la obesidad y las enfermedades asociadas a ella.

Nuestros adipocitos son grandes almacenes de tejido graso. Este es su principal trabajo, almacenar energía. Y lo hacen muy bien. Gracias a eso podemos sobrevivir a periodos de inanición y, además, mantiene los ácidos grasos controlados. Si nuestras reservas de grasa no se guardan en los adipocitos, se depositan en las arterias, corazón o hígado. Esto nos lleva a la enfermedad.

Aunque suele hablarse solo del aumento de la grasa corporal y de la obesidad, el problema es mucho más serio, ya que nuestra masa muscular se ha reducido considerablemente en los últimos años. Hoy día es habitual ver gente con exceso de grasa y poco músculo. Es lo que denominamos «obesidad sarcopénica» o «sarcobesidad». Podemos decir que a la par que se extiende y aumenta la obesidad mundial, también se incrementa la merma del tejido muscular debido a su falta de uso. En consecuencia, en los últimos años las proporciones de músculo y grasa se han desviado del patrón ancestral de hace miles años. Tenemos más grasa y menos músculo que antes.

Los restos óseos de los seres humanos agricultores de antaño indican que su musculatura era comparable a la de nuestros atletas de élite. Digamos que un agricultor de hace siglos tenía un físico similar al de un deportista de élite de hoy.

El músculo juega un papel central en la salud metabólica. Un metabolismo muscular alterado deriva en la aparición de enfermedades y, por tanto, la prevención de muchos estados patológicos y enfermedades crónicas actuales pasa por mantener y mejorar la masa muscular, así como su correcta funcionalidad. Un empeoramiento de la masa muscular conlleva una alteración del metabolismo normal de la glucosa, lo cual puede llevar a la resistencia a la insulina y a la diabetes tipo 2, como veremos más adelante (Haines *et al.*, 2022). Sí, la composición corporal, es decir, la cantidad de tejido adiposo y tejido muscular que tenga un sujeto, es fundamental para determinar la tolerancia a la ingesta de carbohidratos en la dieta, ya que ello condicionará que seamos más o menos sensibles a la insulina. A mayor cantidad de grasa corporal y menor cantidad de masa muscular, mayor será la resistencia a la insulina. (Más información en el capítulo 9).

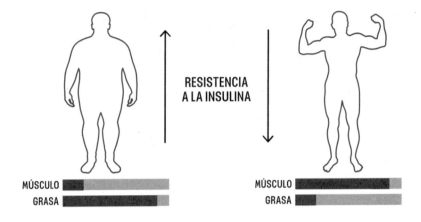

Figura 33: La resistencia a la insulina aumenta normalmente cuando hay un exceso de tejido adiposo y viceversa.

Así pues, el mantenimiento de una masa muscular adecuada, de la calidad muscular y de unos niveles óptimos de fuerza es fundamental. Además, como vimos anteriormente, una disminución de la masa muscular en relación con la grasa corporal implica una disminución del gasto calórico. Por eso lo importante no es perder peso, sino perder grasa y mejorar la masa muscular.

La sarcopenia (pérdida de tejido muscular) y la merma de función muscular que se produce con el envejecimiento es un síndrome generalizado que tiene un efecto devastador sobre la calidad de vida y, en última instancia, en el riesgo de enfermedad y de muerte. También está asociada a alteraciones metabólicas, lo que retroalimenta el problema y aumenta la tasa de mortalidad. Por ello, ya se considera la sarcopenia como una patología independiente (Cao y Morley, 2016).

¿CÓMO MEJORAR LA MASA MUSCULAR MIENTRAS PIERDO GRASA?

La respuesta es clara: haciendo ejercicio, sobre todo entrenamiento de fuerza. El ejercicio de resistencia aeróbica, más conocido como «cardio» entre la población, se prescribe y se realiza a menudo con el objetivo de mejorar la salud y perder grasa. Ha sido siempre (y lo sigue siendo) el tipo de ejercicio mejor visto y mejor considerado tanto por los profesionales sanitarios como por la gran mayoría de la población. Por otro lado, el entrenamiento de fuerza siempre se ha visto relegado a los gimnasios, con un único componente estético o deportivo y siempre asociado al hombre, no a la mujer, por desgracia.

Aunque cada vez menos, el entrenamiento de fuerza sigue recibiendo cierto desprecio de la población, incluso en el entorno sanitario, donde hasta se le atribuyen perjuicios. Hay quien no lo considera saludable. Pensar que el entrenamiento de fuerza es perjudicial para la salud o incluso pensar que es indiferente es uno de los mayores errores que se pueden cometer en el ámbito de la salud pública. El entrenamiento de fuerza es y debe ser imprescindible, por y para todos, sin importar edad, sexo, condición, etc., no solo porque es clave para el mantenimiento de una adecuada composición corporal, sino porque repercute directamente en la mejora de la salud y en la prevención de enfermedades a través de múltiples mecanismos.

Todo el mundo debería entrenar fuerza, desde los niños (a través de juegos, por ejemplo) hasta los ancianos, desde sujetos sanos hasta sujetos con patologías, desde mujeres jóvenes hasta mujeres embarazadas (siempre supervisados por profesionales del ejercicio). Prácticamente todo el mundo (salvo casos concretos) debería entrenar fuerza, adaptando el entrenamiento al contexto de cada uno, por supuesto.

Es un grave error pensar que para perder peso o mejorar la salud solo hay que hacer ejercicio cardiovascular. Los estudios muestran que cuando se realiza entrenamiento de fuerza mientras se lleva a cabo una dieta para perder grasa, las pérdidas de grasa son mayores y además se mantiene o se mejora la masa muscular (González-Rocha *et al.*, 2022). El ejercicio cardiovascular debe ser parte de un programa de pérdida de peso y mejora de la salud, por supuesto, pero siempre con dieta adecuada y acompañado sin excepción del entrenamiento de fuerza. Y es que cuando se combina entrenamiento cardiovascular con entrenamiento de fuerza, lo que se denomina «entrenamiento concurrente», los resultados son óptimos. De hecho, todos los estudios que evalúan diferentes protocolos de ejercicio (fuerza sola, cardio solo o ambos a la vez) suelen concluir que las mejoras tanto en pérdida de grasa como a nivel muscular y en la salud se dan cuando se combinan ambos tipos de entrenamiento (Villarreal *et al.*, 2017; Collins *et al.*, 2022). Por tanto, incorporar el entrenamiento de fuerza a un programa de pérdida de grasa es fundamental.

¿QUÉ ES REALMENTE «ENTRENAR FUERZA»?

Tradicionalmente, muchas mujeres y personas ancianas han tenido cierto miedo a entrenar fuerza debido a que creen equivocadamente que consiste en levantar pesas de gran tonelaje, a nivel supramáximo. Lo mismo ocurre con algunos médicos pediatras, que consideran grotesco que un niño entrene fuerza. Este miedo al entrenamiento de fuerza se debe al poco o nulo conocimiento popular sobre este. El entrenamiento de fuerza consiste en el sometimiento muscular a una determinada tensión mecánica (carga). Esta carga deberá estar regulada en función del nivel-fuerza del sujeto. Para un sujeto joven y fuerte, el entrenamiento de fuerza podrá consistir en un levantamiento de pesas con gran tonelaje; para un niño de 12 años, podrá consistir en jugar con sus amigos haciendo cargas entre ellos por ejemplo, como en los juegos populares de toda la vida. Juegos como la carretilla o jugar al caballito formaban parte de la infancia de cualquier niño, al menos hasta hace poco, antes de que estos juegos fueran sustituidos por los videojuegos. Para una persona anciana o con patologías, un entrenamiento de fuerza podría ser simplemente levantarse de la silla y sentarse. Y así múltiples ejemplos. El desconocimiento a veces hace que se interprete el entrenamiento de fuerza como algo solo apto para deportistas avanzados o culturistas; nada más lejos de la realidad.

Así pues, el entrenamiento de fuerza es un tipo de ejercicio, no un tipo de intensidad. La intensidad será específica para cada sujeto en cuestión. Por otro lado, no existe ningún problema por levantar cargas en un entrenamiento de fuerza, ni para hombres ni para mujeres. De hecho, es adecuado.

Un factor por el cual las mujeres han huido durante años del entrenamiento de fuerza es por miedo a ganar demasiada masa muscular, es decir, que algunas mujeres aún (por suerte, cada vez menos) tienen miedo a entrenar fuerza por pensar que ganarán mucho músculo y se verán «masculinas». Esto no es así, ya que ganar masa muscular depende de otros muchos factores ajustados para ello, como por ejemplo una dieta específica. Además, no es tan fácil ganar masa muscular; es un proceso lento y costoso, por lo que nadie (ni hombres ni mujeres) será culturista solo por entrenar fuerza. Muchas personas no conseguirán verse musculosas, aunque lo pretendan, así que imagínate cuando ni siquiera es el objetivo. Ganar masa muscular de forma significativa y considerable es muy costoso y hay que dedicar mucho tiempo y esfuerzo a ello.

Por otro lado, el ideotipo de belleza de la mujer parece estar cambiando. El físico de la mujer demasiado delgada va evolucionando poco a poco hacia el ideotipo de «strong woman». Y este cambio de ideotipo físico en la mujer, al margen de la estética o la belleza (que no deja de ser una cuestión subjetiva e individual) es sin duda mucho más saludable, pues una buena calidad muscular es importante para la salud del ser humano. Hasta hace poco el músculo no era *fashion* para la mujer, pero por suerte ya no es el caso.

EJERCICIO PARA PERDER GRASA Y MEJORAR LA MASA MUSCULAR

Cuando te sometes a una dieta con el objetivo de perder peso, el fin principal es perder grasa pero manteniendo o mejorando la masa muscular. En otro tiempo se pensaba que esto no podía darse de manera simultánea, pero hoy sabemos que esto no es cierto. Por supuesto que se puede perder grasa y ganar masa muscular a la vez. La idea de que ambos objetivos no podían simultanearse surge porque, en teoría, para ganar masa muscular tienes que estar en superávit calórico, esto es, comer más de lo que gastas, mientras que para perder grasa debes conseguir un déficit calórico, procesos que parecen contrarios.

A pesar de esta aparente contradicción, la ciencia demuestra que es posible simultanearlos (Barakat *et al.*, 2020). Además, tras años de experiencia en consulta, te puedo asegurar que perder grasa y ganar masa muscular a la vez se da muy a menudo. Es cierto que es más fácil de conseguir en personas que tienen una baja condición física o son sedentarias y que comienzan por primera vez a hacer entrenamiento de fuerza (junto con la correspondiente dieta claro). También suele darse a menudo en personas que tienen bastante sobrepeso u obesidad o en sujetos físicamente activos, pero que han estado inactivos durante un tiempo debido a una lesión o enfermedad.

Sin embargo, también es posible conseguir este doble objetivo en personas con buena condición física y en deportistas. Hay una amplia evidencia científica que así lo demuestra (Barakat *et al.*, 2020). Eso sí, es mucho más complejo conseguirlo en estos sujetos que en los ejemplos puestos anteriormente. Lo que es indudable es que, si no aumentar la masa muscular, mantenerla y mejorarla en calidad debe ser un objetivo en los procesos cuya meta principal es la pérdida de grasa. Para lograrlo, hay un factor que debe estar presente siempre: el entrenamiento de fuerza.

EJEMPLOS DE SESIONES DE ENTRENAMIENTO

El ejercicio físico debe prescribirse de manera individualizada y adaptada al contexto de cada persona; dependerá de la edad, la condición física previa, la existencia de patologías y otros factores. Cuando programo una sesión de ejercicio a clientes que son principiantes, siempre me dicen lo mismo: «Vaya, no sabía que había que tener tantas cosas en cuenta para programar y planificar un entrenamiento». Suelo decir que es mejor hacer algo que no hacer nada. Por ello, y porque sé que gran parte de los lectores de este libro no tendrá acceso a un entrenador personal, te daré unos ejemplos de entrenamientos que puedes hacer incluso en casa. Son solo ejemplos para que tengas idea del tipo de entrenamiento que puedes realizar.

Como digo, no serán perfectos, ya que no están adaptados a tus necesidades y particularidades. Pero estoy seguro de una cosa: algo es mejor que nada. Además, viendo lo que ronda por las redes, no hay duda de que estas sesiones serán muchísimo mejores que las de los vídeos de ejercicios que circulan por internet. Si tienes alguna patología seria o algún tipo de lesión o problema de movilidad, más vale que acudas a tu entrenador antes de realizar estas pautas por tu cuenta. Vamos con ello.

Estructura general del entrenamiento

Dividiré las sesiones de ejercicio en tres niveles: principiante, intermedio y avanzado. Lo ideal es que comiences por el nivel más bajo y que no pases al siguiente nivel hasta que el primero no te suponga demasiado esfuerzo, y que repitas la sesión de dos a cinco días a la semana en función del nivel. Si eres principiante, comienza por dos días; con el tiempo ya aumentarás la frecuencia semanal. Si desconoces el nombre del ejercicio o nunca lo has realizado, lo ideal es que lo busques en internet y mires vídeos de técnica de ejecución. Ojo con esto: asegurar una buena técnica es fundamental y previene lesiones. Otra opción es realizar las sesiones de entrenamiento en el gimnasio más cercano y pedir ayuda al monitor de sala para que te corrija la técnica.

Bien, una vez explicado esto, vamos con los entrenamientos. Si decides hacerlos en casa, el material que vas a necesitar es una silla, elásticos de entrenamiento y, de manera opcional, mancuernas, barras y discos. Pero si optas por el gimnasio, allí tendrás todo el material disponible, además de máquinas que pueden facilitarte la postura.

Calentamiento

Consta de dos partes.

La primera parte consiste en un calentamiento general, cuyo objetivo es aumentar la frecuencia cardiaca y elevar la temperatura corporal. Si dispones de cinta o bicicleta estática (en casa o en el gimnasio), puedes hacer 10 minutos de trabajo cardiovascular; si no dispones de este material, haz lo siguiente:

- Nivel principiante: 5 series de 10 sentadillas con tu propio peso corporal descansando entre 30-60 segundos entre series.
- Nivel intermedio: 5 series de 10 sentadillas con saltos (squat jump) descansando entre 30-60 segundos entre series.
- Nivel avanzado: 5 series de 10 burpees descansando entre 30-60 segundos entre series.

La segunda parte del calentamiento consistirá en movilidad articular y activación. Aquí hay una gran variedad de ejercicios que puedes hacer. A continuación te propongo algunos ejemplos tanto de miembros inferiores como de miembros superiores, pero sin obligatoriedad de hacerlos.

Miembros inferiores:

- **«Clams»** (repetir 15 veces). Manteniendo una posición de flexión de cadera de 30-90° y una flexión de rodilla de 90°, realizamos un movimiento de separación de las rodillas. Abrimos y cerramos las rodillas sin separar los tobillos.

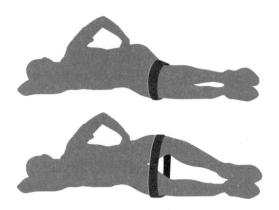

- **Silla isométrica con «clams»** (repetir 15 veces). En posición de sentadilla no demasiado profunda, con la espalda apoyada contra la pared y los brazos estirados, aguanta en esa posición y haz 15 repeticiones abriendo y cerrando las piernas como en el ejercicio anterior.

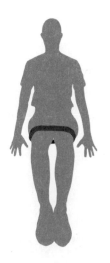
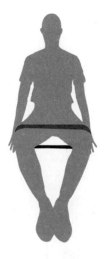

- **«Monster Walk»** (repetir 15 veces hacia cada lado). Abrimos las piernas a la anchura de la cadera, flexionamos las rodillas y colocamos una goma justo por encima de estas. También podemos colocarla en los tobillos. Ahora inclinamos ligeramente el torso hacia delante para dar más intensidad al ejercicio. Desde ahí nos moveremos dando pequeños pasos hacia los lados.

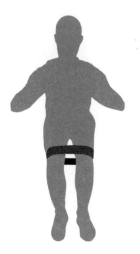
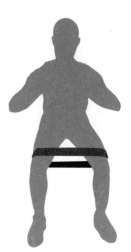

Miembros superiores:

- **Band pull aparts prono** (repetir 15 veces). Cogemos la banda elástica con las palmas de las manos mirando hacia el suelo y extendemos los brazos hacia delante. Iniciaremos el movimiento abriendo los brazos hacia los lados sin flexionar los codos.

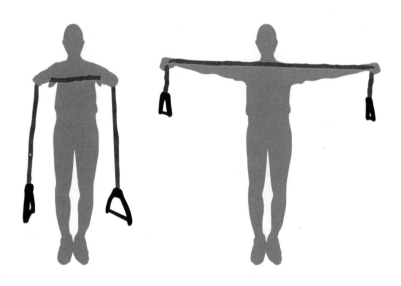

- **Band pull aparts supino rotadores** (repetir 15 veces). Cogemos la banda elástica con las palmas de las manos mirando hacia el techo. Flexionamos los codos y los pegamos al cuerpo. A partir de ahí, iniciamos el movimiento abriendo y cerrando los brazos, pero sin separar los codos del cuerpo, al menos no demasiado.

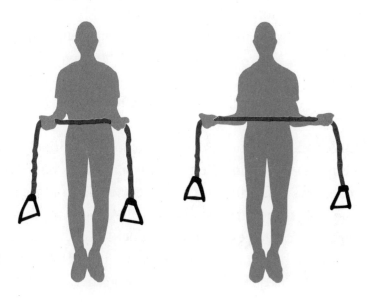

- **Prayer** (repetir 15 veces). Arrodillados, colocamos las manos y la cabeza apoyadas en el suelo con los brazos extendidos por encima de la cabeza. Debemos sentir un estiramiento en el hombro o la espalda alta o baja.

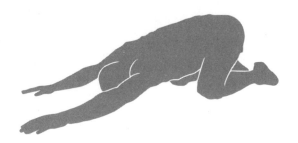

Si entrenas en casa y no tienes material de ningún tipo, ni siquiera elásticos, puedes hacer los mismos ejercicios sin material. Aun así, conforme progreses y vayas ganando forma física, sería interesante que te hicieras con unos elásticos de entrenamiento para aumentar la resistencia; son muy baratos y se pueden comprar en grandes superficies, tiendas de deporte o por internet.

Pasemos a la parte principal del entrenamiento, en la que realizaremos la carga más importante del trabajo.

Parte principal del entrenamiento

Vamos a dividirla en tres niveles como antes: principiante, intermedio y avanzado. Respecto a la intensidad, nos basaremos en una escala subjetiva de percepción de esfuerzo. Esto, aunque te suene raro, es muy sencillo de aplicar. Vamos a usar una escala de esfuerzo que irá del 1 al 10, asignándole al 1 el mínimo de intensidad que puedes aplicar y 10 al máximo. Lo ideal es que apliques un peso o una tensión al elástico que suponga mínimo un 7 para ti. Aunque parezca poco fiable, está demostrado científicamente que las escalas de percepción de esfuerzo realmente son muy fiables para adaptar la intensidad del entrenamiento, y muchos atletas avanzados se guían por ellas.

ESCALA DE ESFUERZO DE BORG	
0	Reposo total
1	Esfuerzo muy suave
2	Suave
3	Esfuerzo moderado
4	Un poco duro
5	Duro
6	
7	Muy duro
8	
9	
10	Esfuerzo máximo

Figura 34: Escala subjetiva de percepción de esfuerzo.

Intenta incrementar el peso que levantas o la tensión que aplicas a los elásticos conforme avancen las semanas. Es lo que se denomina «sobrecarga progresiva». Con el paso del tiempo, tus músculos se irán adaptando al peso que levantas, y poco a poco la carga dejará de suponer un reto para ti. Lo importante aquí es ir añadiendo peso o tensión conforme puedas, sin prisa, pero sin pausa. Si llega el momento en que con el material que tienes en casa ya no supone un reto para ti, debes plantearte comprar material más pesado o acudir al gimnasio más cercano a realizar el entrenamiento.

Lo ideal es hacer el entrenamiento en circuito, es decir, haz una serie del primer ejercicio, descansa lo estipulado en cada nivel y procede a hacer una serie del segundo ejercicio. Así hasta completar todos los ejercicios. Una vez finalizada la primera ronda, descansa 2-3 minutos y vuelve a repetirlo. Puedes hacer 2-4 rondas. Lo ideal es que empieces por 2 rondas y, conforme te sientas capaz, aumentes el número de rondas.

Nivel principiante:

- Sentadillas normales con tu propio peso o con pesas en las manos (15 repeticiones).
- Empuje con elásticos para pectoral o fondos en pared (15 repeticiones).
- Sentadillas con piernas abiertas con tu propio peso o con pesas en las manos (15 repeticiones).
- Remo con elásticos para dorsal (12 repeticiones).
- Bíceps con elásticos o mancuernas (12 repeticiones).
- Elevaciones laterales con elásticos o con mancuernas (12 repeticiones).
- Puente de glúteos (12 repeticiones).
- Fondos tríceps en silla o tríceps con elásticos (12 repeticiones).
- Plancha isométrica con opción de apoyar rodillas (30 segundos).

IMPORTANTE: Descansa 20 segundos entre ejercicios. Una vez finalizada la primera ronda, es decir, completar la primera serie de cada ejercicio, descansa 2-3 minutos antes de comenzar la segunda ronda. Así hasta completar las 2-4 rondas. Si es poco para ti, puedes optar por hacer una cuarta ronda. Una vez no suponga ningún reto para ti este entrenamiento, pasa al nivel intermedio.

Nivel intermedio:

- Sentadillas con mancuernas + «Mountain climbers» (12 repeticiones + 30 segundos).
- Peso muerto con peso + «Squat jump» (12 repeticiones + 30 segundos).
- «Hip Thrust» (12 repeticiones).
- Flexiones en el suelo + Remo con mancuernas doble o remo con barra (12 repeticiones + 12 repeticiones).
- Apertura para pectoral con elásticos + remo con elásticos agarre amplio (12 repeticiones + 12 repeticiones).
- «Burpees» (30 segundos).
- Press de hombros + elevaciones laterales (12 repeticiones + 15 repeticiones).
- Bíceps con elásticos + tríceps con elásticos (12 repeticiones + 12 repeticiones).
- Plancha isométrica frontal (30 segundos).

IMPORTANTE: Descansa 30 segundos entre ejercicios. En los ejercicios dobles, hacer el primero y el segundo seguidos, sin descansar. Luego descansar 30-60 segundos antes de pasar al siguiente ejercicio. Una vez finalizada la primera ronda, es decir, completar la primera serie de cada ejercicio, descansa 2-3 minutos antes de comenzar la segunda ronda. Así hasta completar las 2-4 rondas.

Nivel avanzado:

- Sentadilla trasera con barra o «Globet squat» con mancuernas + «Monster walk» con gomas (12 repeticiones + 10 repeticiones con cada pierna).

- «Split búlgaro» con mancuernas (12 repeticiones por cada pierna).
- «Floor press» + Squat Jump (12 repeticiones + 45 segundos).
- Dominadas en barra con ayuda de goma o Jalones con goma + Salto a cajón o a step (12 repeticiones + 45 segundos).
- «Thruster» con barra o con mancuernas + «Mountain climbers» (12 repeticiones + 45 segundos).
- Bíceps con mancuernas + tríceps con elásticos (12 repeticiones + 12 repeticiones).
- «Hip thrust» + remo con barra (12 repeticiones + 12 repeticiones).
- Saltos a cajón o a step (60 segundos).

IMPORTANTE: Descansa 45 segundos entre ejercicios. En los ejercicios dobles, hacer el primero y el segundo seguidos, sin descansar. Luego descansar 30-60 segundos antes de pasar al siguiente ejercicio. Una vez finalizada la primera ronda, es decir, completar la primera serie de cada ejercicio, descansa 2-3 minutos antes de comenzar la segunda ronda. Así hasta completar las 2-4 rondas.

La selección de ejercicios propuestos se ajusta a la dificultad que presenta cada uno de ellos y también al material del que uno dispone para hacer los entrenamientos en casa. Tanto el nivel de dificultad como el material del que cada uno dispone es muy variable. Puede que algunos ejercicios te resulten demasiado fáciles o demasiado difíciles. Existen multitud de variantes de cada uno de ellos para dificultarlos o facilitarlos. Juega con el peso, la tensión de los elásticos o la propia fuerza de la gravedad para complicar o facilitar el ejercicio. Además, dejo a continuación una tabla de ejercicios ordenados por grupo muscular y en función del material disponible. Puedes sustituir aquellos ejercicios que no puedas realizar por cualquier otro de la lista, siempre y cuando sean del mismo grupo muscular principal que se trabaja.

MIEMBROS SUPERIORES

	MATERIAL	EJERCICIO
PECHO	SIN MATERIAL	Flexiones
		Flexiones diamante
		Flexiones a una mano
		Flexiones spiderman
	SILLA	Flexiones con manos sobre silla
		Flexiones con pies sobre silla
	GOMA ELÁSTICA	Flexiones
		Flexiones diamante
		Elevaciones frontales palmas supinas
		Aperturas
		Press
	MANCUERNAS/ GARRAFAS	Floor press
		Elevaciones frontales palmas supinas
		Aperturas
		Press
	MOCHILA	Flexiones
		Flexiones diamante

ESPALDA	SIN MATERIAL	Rack chins
		Dominadas agarre supino
		Dominadas agarre prono
		Remo en suspensión
	MESA	Dominadas australianas
	GOMA ELÁSTICA	Remo sentado
		Remo con banda a 2 manos
		Jalón unilateral
		Jalón bilateral
		Pullover unilateral
		Pullover bilateral
		Jalón agarre inverso unilateral
		Jalón agarre inverso
	MANCUERNAS/ GARRAFAS	Remo unilateral
		Remo abierto
		Seal Row
HOMBROS	SIN MATERIAL	Anterior. Flexiones de pino
	MANCUERNAS/ GARRAFAS	Anterior. Press militar unilateral
		Anterior. Press militar
		Lateral. Elevaciones laterales unilaterales
		Lateral. Elevaciones laterales
	GOMA ELÁSTICA	Anterior. Press militar unilateral
		Lateral. Elevaciones laterales
		Lateral. Elevaciones laterales unilaterales
		Lateral. Remo al mentón
		Posterior. Band pull appart
		Posterior. Archer pull appart
		Posterior. Face pull

BÍCEPS	GOMA ELÁSTICA	Predicador
		Curl de bíceps
	MANCUERNAS/ GARRAFAS	Curl de bíceps
		Predicador sobre silla
TRÍCEPS	SILLA	Fondos «lagartija» con pies sobre silla peso corporal
	SILLA + GARRAFA	Fondos «lagartija» con pies sobre silla peso en cadera
	GOMA ELÁSTICA	Extensiones unilaterales para tríceps
		Extensiones para tríceps bilaterales
		Press francés
		Kettlebell tate press
		Patada de tríceps
	MANCUERNAS/ GARRAFAS	Extensiones unilaterales para tríceps
		Extensiones bilaterales para tríceps
		Press francés
		Kettlebell tate press
		Patada de tríceps
ABDOMEN	GOMA	Press pallof
		Wood Chopper
	FITBALL	Encogimientos rodillas
		Planchas sobre balón
	RUEDA	Rueda abdominal
	SIN MATERIAL	Planchas; frontal, lateral, movimiento
	SILLA	Aducciones de Copenhague

MIEMBROS INFERIORES

	MATERIAL	EJERCICIO
CUÁDRICEPS	MOCHILA	Zancadas
		Sentadillas
		Sentadilla búlgara
		Single leg squat
	MANCUERNAS/GARRAFAS	Zancadas
		Sentadillas agarre globet
		Sentadilla búlgara agarre globet
	GOMA ELÁSTICA	Extensiones de cuádriceps
GLÚTEOS	SIN MATERIAL	Glute bridge unilateral
		Glute bridge
		Frog pumps
		Clam Shell
		Monster Walks
		Hipthrust unilateral
	GOMA ELÁSTICA	Glute bridge
		Clam Shell
		Monster Walks
		Hipthrust
		Leg swing
		Leg swing tumbada
		Patada de glúteo
		Abducciones sentada
		Reverse glute hiperextensiones
	FITBALL	Glute bridge
		Reverse glute hiperextensiones
	MANCUERNAS/GARRAFAS	Hipthrust
		Hipthrust unilateral
		Glute bridge
		Glute bridge unilateral
		Patada de glúteo peso en la rodilla
		Frog pumps

ISQUIOTIBIALES	SIN MATERIAL	Curl nórdico
	MANCUERNAS/GARRAFAS	Peso muerto unilateral
	GOMA ELÁSTICA	Peso muerto unilateral
	FITBALL/TOALLA	Slide leg curl
		Slide leg curl unilateral
GEMELOS	SIN MATERIAL	Extensiones gemelos
		Extensiones gemelos unilateral
	MOCHILA	Extensiones gemelos

9. DEBATES Y MITOS NUTRICIONALES

En pocos ámbitos como la nutrición y la salud hay más mitos, desinformación y debates populares. La cantidad de sesgos cognitivos que existen alrededor de estos temas son interminables.

SESGO COGNITIVO: interpretación errónea sistemática de la información disponible que ejerce influencia en la manera de procesar los pensamientos, emitir juicios y tomar decisiones.

Los sesgos cognitivos pueden influir en la forma en que ves el mundo. Están determinados por implicaciones culturales, influencia social, motivaciones emocionales o éticas, atajos en el procesamiento de la información, o distorsiones en la recuperación de los recuerdos y la memoria, entre muchos otros.

Además de los sesgos personales que todos tenemos, existen muchos otros factores que hacen que haya tanta desinformación en nutrición: poco conocimiento de la materia, desinformación en redes sociales y medios de comunicación, intereses económicos, conflictos de interés entre divulgadores y expertos en la materia, poca capacidad a la hora de leer e interpretar estudios, mala praxis en ciencia, etc. Debemos recordar que la ciencia no pretende establecer una única verdad incuestionable sobre los temas que se investigan. No pretende sentar cátedra y ser dogmática, sino más bien probar y desechar hipótesis a través de ensayos tras los cuales se establece una verdad por consenso. Esto es lo que llamamos «consenso científico».

Son muchos los mitos, debates y dudas que existen en materia de nutrición, por lo que he querido dedicar este último capítulo del libro a ellos. A continuación, abordaré algunos ejemplos de los temas actuales más polémicos, siempre desde una perspectiva rigurosa y atendiendo a lo que nos dice la ciencia. ¿Qué ocurre en nuestro organismo cuando comemos carbohidratos? ¿Por qué la insulina tiene tan mala fama? ¿Es esta hormona la culpable de que engordemos? ¿Qué es el índice glucémico y cómo afecta a nuestro peso y a nuestra salud? ¿Es perjudicial para la salud la carne roja? ¿Y la leche? ¿Deberíamos eliminar los alimentos que contienen gluten? Allá vamos.

EL ÍNDICE GLUCÉMICO Y LOS «PICOS» DE GLUCOSA

En 1981 se introdujo un concepto denominado «índice glucémico» para clasificar los alimentos según la respuesta glucémica que provocan. ¿Qué es la respuesta glucémica? Cuando comemos carbohidratos, los niveles de «azúcar» (glucosa) en sangre aumentan. La respuesta glucémica no es más que el nivel de glucosa en sangre después de comer. Por tanto, el índice glucémico se basa en analizar cuánto se eleva la glucosa en sangre después de comer una cantidad fija de carbohidratos (50 gramos) a partir de los alimentos.

Algunos alimentos que contienen carbohidratos dan como resultado un rápido aumento de la glucosa en sangre, el cual es seguido de una rápida caída. Sin embargo, otros carbohidratos producen un aumento más lento y progresivo de la glucosa en sangre, seguido de una caída también más lenta y prolongada.

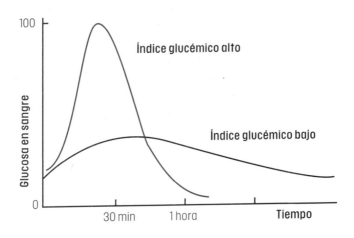

Figura 35: Aumento de la glucosa en sangre tras la ingesta de alimentos ricos en carbohidratos simples o complejos.

Surge la distinción entre carbohidratos «rápidos» y carbohidratos «lentos». Los alimentos ricos en carbohidratos simples (también llamados carbohidratos «rápidos») suelen tener un mayor índice glucémico, es decir, que elevan más rápidamente la glucosa en sangre. Los alimentos ricos en carbohidratos complejos (también llamados carbohidratos «lentos») no generan un pico de glucosa en sangre tan elevado, sino que es más estable.

La idea que se ha extendido entre la población es que los carbohidratos «rápidos» engordan y nos hacen enfermar y los «lentos» no. Esto no es exactamente correcto. El problema del «índice glucémico» es que no tiene en cuenta la cantidad de alimento que se necesita para llegar a los 50 gramos de carbohidratos que sirven como medida. Pongamos un ejemplo: para llegar a 50 gramos de carbohidratos a partir de galletas azucaradas, bastaría con comer una o dos. Por otro lado, si queremos llegar a esos mismos 50 gramos de carbohidratos ingiriendo sandía, necesitaremos comer al menos 4-5 porciones grandes, lo cual supone mucha más cantidad que comer una o dos galletas. Para solucionar este defecto del índice glucémico, más recientemente surge el concepto de carga glucémica, que contempla el índice glucémico y la cantidad de alimento ingerido. En la siguiente tabla vemos los carbohidratos, índice glucémico y carga glucémica de diferentes alimentos.

Carga glucémica	Alimento	Porción habitual	g. HC (*)	IG (**)	CG (***)
Baja	Manzana	Una unidad mediana	20 g	35	7
	Barra de cereal	Una unidad	3 g	65	1,95
	Melón	Una tajada mediana	12,5 g	70	8,5
	Lentejas cocidas	Medio plato chico	20 g	35	7
	Leche	Un vaso	10 g	30	0
Media	Helado de agua	Una unidad	20 g	65	13
	Pizza	⅛ porción	25 g	45	11,25
	Papas hervidas	¼ plato	20 g	65	13
	Bebida refrescante	Un vaso	20 g	70	14
	Miel	2 cdtas. de té	13 g	85	11,05
Alta	Arroz blanco cocido	Un plato mediano	40 g	70	28
	Pan de hamburguesa	Unidad (80 g)	45 g	85	38,25
	Macarrones	Un plato grande	46,4 g	49,10	23
	Bebida isotónica	Una botella	38 g	78	29,64
	Maíz en lata	Lata pequeña	30 g	65	20

* Hidratos de carbono / ** Índice glucémico / *** Carga glucémica.

Figura 36: Tabla de alimentos ricos en carbohidratos clasificados en función de su carga glucémica.

Como puedes apreciar, muchos alimentos con alto índice glucémico tienen baja carga glucémica y viceversa. Esto se debe a la cantidad real de carbohidratos netos que aportan. Cabe destacar que una cosa es la respuesta glucémica a los alimentos aislados y otra bien distinta es la respuesta glucémica que tienen los alimentos cuando se combinan en una comida. Cuando hacemos una comida basada solo en alimentos ricos en carbohidratos, la glucosa en sangre se elevará rápidamente y caerá rápidamente también. Sin embargo, lo más normal es que comamos platos que combinan diferentes alimentos. Si hacemos una comida con alimentos variados donde haya otros nutrientes, como proteína, grasa o fibra, la glucosa en sangre se elevará más despacio. Por tanto, otros nutrientes distintos de los carbohidratos alterarán la respuesta glucémica de los alimentos. Por ejemplo, comer arroz hervido solo elevará la glucosa en sangre más deprisa que comer arroz hervido con brócoli, ya que la fibra que aporta este último disminuirá la respuesta glucémica.

Algunos estudios concluyen que las dietas basadas en aquellos alimentos con mayor índice y carga glucémicos están asociadas (junto con otros factores de estilo de vida poco saludables) con una mayor prevalencia de diabetes, enfermedad cardiovascular o accidentes cerebrovasculares en comparación con las que se basan en alimentos con menor índice y carga glucémicos. Esto es lógico, ya que los alimentos ricos en carbohidratos con baja carga glucémica son aquellos que se encuentran en su matriz nutricional natural, es decir, contienen fibra, vitaminas, minerales y otros compuestos naturales del propio alimento. Con todo, algunos alimentos con alta carga glucémica son saludables y tienen cabida en una dieta saludable, siempre y cuando se consuman con moderación y seamos personas físicamente activas que hacen ejercicio. Un ejemplo de alimentos con alto índice glucémico son algunas frutas, la remolacha, las patatas, el arroz, etc.

Hagamos un juego. Si tuvieses que elegir entre patatas cocidas o patatas fritas para elaborar una dieta con el objetivo de perder grasa y mejorar la salud, ¿cuál de las dos opciones crees que sería más adecuada? Seguro que habrás elegido las patatas cocidas, ya que las patatas fritas son más calóricas y perjudiciales para la salud. Pues bien, si atendemos al índice glucémico, es decir, a cuánto elevan la glucosa en sangre, las patatas cocidas lo tienen más elevado que las patatas fritas.

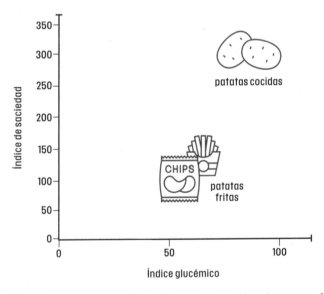

Figura 37: Índice glucémico y saciedad de las patatas cocidas y las patatas fritas.

Así pues, si solo nos basamos en los picos de glucosa para determinar si una dieta es buena o mala, podríamos pensar que es mejor comer patatas fritas que comer patatas cocidas, ya que las patatas fritas tienen menor índice glucémico. Sin embargo, pese a que las patatas cocidas provocan un mayor pico de glucemia, aportan menos calorías y son más saciantes que las patatas fritas. Un ejemplo más de que la distinción entre carbohidratos «rápidos» o «lentos» o el índice glucémico de los alimentos no son válidos para etiquetar alimentos como saludables/recomendables o no.

ÍNDICE GLUCÉMICO Y PÉRDIDA DE GRASA

A lo largo de las últimas décadas se ha planteado la hipótesis de que los alimentos con un índice glucémico alto (los carbohidratos «rápidos») promueven el almacenamiento de grasa y aumentan el riesgo de obesidad. Sin embargo, muchos estudios donde se controlan las calorías (esto es importante) demuestran que las dietas con índice glucémico bajo no son mejores que las dietas con índice glucémico alto para reducir el peso corporal o la grasa corporal (Raatz *et al.*, 2005; Braunstein *et al.*, 2016; Gaesser *et al.*, 2021). Un estudio reciente (Popp *et al.*, 2022) demostró que una intervención nutricional de precisión enfocada a reducir la respuesta glucémica de las comidas no resultó en una mayor pérdida de peso en comparación con una dieta baja en grasas. De hecho, un reciente estudio demuestra que muchos alimentos ultraprocesados (sí, esos productos maléficos de los que ya hemos hablado) suelen tener menor índice glucémico que mucha comida real que consideramos saludable

(Basile *et al.*, 2022). Esta aparente contradicción se explica fácilmente.

En primer lugar, sabemos que sin déficit calórico no se producirá pérdida de peso. Por tanto, al margen del tipo de alimentos elegidos, si comemos por norma más de lo que necesitamos, no bajaremos de peso. Esto importa mucho más que el índice glucémico de un determinado alimento. Pongamos un ejemplo: si comemos una pieza de fruta, digamos un plátano, su respuesta glucémica será más alta que si comemos ese mismo plátano bañado en crema de cacahuete. La grasa que aporta la crema de cacahuete disminuirá la respuesta glucémica. Si atendemos solo al pico de glucosa que generan los alimentos para determinar si un alimento es mejor que otro para perder peso, podríamos pensar que el plátano con crema de cacahuete es mejor opción que tomar el plátano solo. Sin embargo, aunque la respuesta glucémica de este último sea menor, la carga calórica será el triple si comemos el plátano con crema de cacahuete.

Por otro lado, clasificar los alimentos como buenos o malos en función del índice glucémico o la carga glucémica no tiene mucho sentido, al menos en sujetos sanos y físicamente activos. Existe cierta tendencia a valorar los alimentos o la calidad de la dieta en función del pico de glucosa en sangre que provoque su ingesta. Esta idea es muy simplista, como hemos visto, y puede dar lugar a malinterpretaciones. Mucha gente piensa que cualquier alimento que eleve la glucosa o la insulina tras ingerirlo es perjudicial. Esto es como decir que el ejercicio es malo porque acelera el corazón y eleva la frecuencia cardiaca cuando lo practicamos. Es una respuesta fisiológica normal que tras una comida, sobre todo si es rica en carbohidratos, la glucosa y, por tanto, la insulina se eleven en sangre. Hay que entender que el problema no son las elevaciones que están dentro del rango normal y que vuelven a la normalidad tras dos o tres horas. Esto indica una buena sensibilidad a la insulina. Estás sano. El problema es la **hiperglucemia** crónica, es decir, que la glucosa en sangre permanezca elevada constantemente. Si la glucosa en ayunas es muy alta o se eleva demasiado después de comer y no se normaliza hasta mucho tiempo después, eso sí indica que algo no funciona bien. Esto sí es problemático. ¿Y por qué ocurre eso? Pues ocurre cuando hay resistencia a la insulina o diabetes.[13]

A continuación, dejo los valores de referencia de glucosa en sangre tanto en ayunas como posteriores a una comida que se usan para evaluar el riesgo de diabetes.

	Glucosa en ayunas	Glucosa después de comer
Normal	< 100	< 140
Prediabético	100-126	140-200
Diabético tipo 2	> 126	> 200

Figura 38: *The Standards of Medical Care in Diabetes 2021*, American Diabetes Association.®

El índice glucémico no determina el aporte calórico de los alimentos ni su calidad. Fijarnos más en el índice glucémico

13. Se ha promovido la idea errónea de que los carbohidratos crean resistencia a la insulina y diabetes en sí mismos. Esto no cierto. Otra cosa sería en sujetos con resistencia a la insulina o diabetes 2 de base, los cuales podrían beneficiarse más de una dieta baja en carbohidratos y deben controlar mejor esta elevación de glucosa en sangre después de comer.

de los alimentos que en su aporte calórico, valor nutricional, palatabilidad o saciedad a la hora de perder peso y mejorar la salud es un error. Las galletas Oreo tienen el mismo índice glucémico que la remolacha, los Lacasitos lo tienen igual que la zanahoria cocida, las patatas Pringles tienen el mismo que un plátano y, pese a ello, el valor calórico, nutricional y la saciedad que nos aportan unos y otros es muy diferente.

Alimentos procesados hipercalóricos	IG*	Comida real
Batido	21	Alubias azuki
Cacahuete cubierto de chocolate (M&M's)	33	Zanahoria hervida
Snack de patata (Pringles)	57	Plátano fresco (maduro)
Refresco de cola (Coca-Cola)	63	Gachas de avena
Galletas de chocolate (Oreo)	64	Remolacha (hervida)
Sacarosa	65	Plátano macho
Barrita de chocolate (Mars)	68	Boniato
Cereales de maíz y trigo con miel (Golden Grahams)	72	Arroz integral
Barrita de muesli con pepitas de chocolate	78	Harina de pan integral
Cereales de maíz (corn flaques)	82	Piña (fresca)
Snacks de maíz en forma de anillos (Burger Rings)	90	Batata asada
Glucosa pura	100	Patata roja, hervida

* Índice glucémico.

Figura 39: Comparación de alimentos que presentan el mismo índice glucémico pero distinto aporte calórico y nutricional.

Volviendo al ejemplo de antes de las patatas cocidas y fritas, ¿cuál de las dos opciones crees que es más saciante y nutritiva? Sin duda las patatas cocidas, pese a tener un mayor índice glucémico que las patatas fritas.

Es mucho más importante la respuesta glucémica de la comida en cuestión que la de los alimentos por separado. Como expliqué anteriormente, aunque la carga glucémica del arroz blanco por ejemplo pueda ser elevada, si comemos un guiso de arroz que va acompañado de vegetales ricos en fibra y alimentos proteicos como el pollo, el índice glucémico de dicha comida será mucho más bajo que el del arroz solo. Es raro comer un alimento solo, solemos acompañarlo de otro tipo de alimentos, como vegetales, alimentos proteicos o grasos. Esto reduce considerablemente la respuesta glucémica de la comida. Es cierto que el orden en que comamos los alimentos dentro de una misma comida también influye en la respuesta glucémica. Comer los vegetales y la proteína antes que los carbohidratos (por ejemplo, comer ensalada, luego el pollo y por último el arroz) puede reducir el pico de glucosa en sangre posterior. Esto es interesante sobre todo para personas con resistencia a la insulina o diabetes tipo 2 (Nesti *et al.*, 2019), pero poco o nada relevante en sujetos sanos y/o físicamente activos. Un estudio comprobó esto en sujetos sanos no diabéticos (Nishino *et al.*, 2018). Comer la ensalada y la carne antes del arroz redujo el pico de glucosa en sangre después de comer. Sin embargo, al margen del orden de la comida, en todos los casos la glucosa volvió a sus niveles normales en dos horas, lo cual indica que todo está correcto y que el orden en que se coman los alimentos es poco relevante en personas sanas.

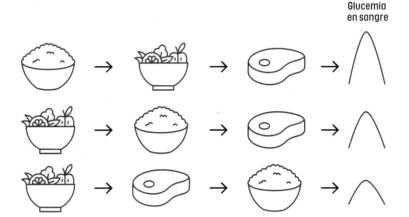

Figura 40: El orden en que comamos los alimentos dentro de una misma comida también influye en la respuesta glucémica (Nishino *et al.*, 2018).

Por tanto, si no tienes diabetes y, más aún, si eres una persona físicamente activa o haces algo de deporte, no tienes por qué preocuparte tanto por el índice glucémico, los picos de glucosa poscomida y mucho menos por el orden en que comas los alimentos. No te inquietes por cosas que no tienen demasiada relevancia y que solo añaden estrés psicológico (como si ya no tuviésemos suficiente con lo que tenemos). Es mucho más importante centrarnos en la calidad de los alimentos, su aporte calórico, su saciedad o su palatabilidad.

USO DE SENSORES DE GLUCOSA

Antes de pasar al siguiente punto, quería comentar un suceso de actualidad. Algunos autores, empresas y colectivos están apoyando la idea de que sujetos sanos no diabéticos usen sensores de control de glucosa en sangre (aparatos que miden el nivel de glucosa en sangre constantemente y que hasta la fecha solo usaban personas que padecen diabetes) para analizar los picos de glucosa de los alimentos que conforman su dieta y establecer una estrategia de nutrición a partir de los datos. Quizá sea simplemente una moda pasajera que no vaya a nada. Pero quizá sea la tendencia nutricional de los próximos años y veamos a cientos de personas por la calle con chapitas redondas blancas pegadas en el brazo, no lo sé. Sea como sea, esto me parece imprudente por varios motivos. Aunque monitorizar la glucosa en sangre en ayunas o después de comer puede darnos información útil y valiosa sobre el estado de salud de la persona en cuestión y sobre el tipo de alimentación que lleva, es importante destacar que dejar en manos de personas no entendidas en el tema el control de la glucosa y hacer interpretaciones, diagnósticos e intervenciones nutricionales basados en ello es cuando menos arriesgado, incluso peligroso, diría yo.

Es necesario conocer la fisiología y saber que existen multitud de factores que pueden alterar la glucosa en sangre con independencia de los alimentos. Los niveles de glucosa en sangre después de comer no solo dependen de la comida que hagamos. La comida explica la tasa de aparición de la glucosa en la sangre, pero hay que tener en cuenta también la tasa de su desaparición. ¿Y cómo podemos aumentar las tasas de desaparición de glucosa? A estas alturas del libro seguro que ya lo sabes: ejercicio físico. Hacer algo de actividad física antes o después de comer reduce drásticamente los niveles de glucosa posterior a la comida (Gill *et al.*, 2002; Borror *et al.*, 2018). Por este motivo, en la dieta que planteo en el capítulo 6, los bloques de comidas varían en función de si haces actividad física por la mañana o por la tarde.

Por otra parte, hay algunos factores que reducen las tasas de desaparición de glucosa en sangre: la resistencia a la insulina, tener altos niveles de estrés crónico o el sedentarismo, empeoran la glucemia en sangre. El simple hecho de comer justo después de haber estado mucho tiempo sentado aumenta la glucemia en sangre poscomida tanto como si tuviéramos resistencia a la insulina (Dempsey *et al.*, 2018). Todos estos factores alteran la glucemia en sangre y no tienen nada que ver con lo que comemos.

Como he expuesto anteriormente, catalogar los alimentos como buenos o malos sobre la base del pico de glucosa que generen es simplista y puede dar lugar a errores de bulto. Puede llevar a pensar que cuanto menos se eleve la glucosa en sangre después de comer, mejor, e inducir a muchas personas a evitar los carbohidratos en su dieta a toda costa, aumentando así la «carbofobia». Por el contrario, basar la alimentación en la curva de glucosa que producen los alimentos puede llevar a aumentar en exceso las comidas ricas en grasa, ya que esta «aplanará» la curva de glucosa de después de la comida, pero multiplicará la ingesta calórica. De hecho, con este proceder puedes perjudicar tu salud o incluso ganar peso aunque los picos de glucosa después de comer sean menores.

Por tanto, el uso de sensores de glucosa puede darnos información útil, sobre todo en personas con diabetes, pero hay que saber interpretarla. Y si eres una persona sana sin diabetes no necesitas este artefacto que solo te provocará estrés. Si sigues los consejos que te doy en este libro, no tendrás que preocuparte de andar monitorizando la glucosa en sangre, ya que perderás peso y mejorarás automáticamente todos estos parámetros.

CARBOHIDRATOS E INSULINA: UNA RELACIÓN POCO ENTENDIDA

Como ya he dicho, cuando comemos aumentan las concentraciones de glucosa en nuestra sangre, el «azúcar en sangre». Esto es normal y fisiológico. Sin embargo, si se elevan demasiado y se mantienen altas de manera crónica, esto puede perjudicar nuestra salud. Por eso el organismo regula de manera muy eficiente los niveles de glucosa en sangre. Cuando estos aumentan, el páncreas segrega insulina, que es una hormona que ayuda a «reducir» la glucosa de la sangre. Para que se entienda, lo que hace es meter en las células la glucosa que corre por la sangre. Así mantenemos los niveles de glucosa en sangre controlados.

La glucosa se almacena sobre todo en las células del tejido muscular y del hígado. Si hacemos ejercicio, esa glucosa se usará como energía y los músculos y el hígado tendrán espacio para almacenar más glucosa. Pero si somos sedentarios y no gastamos la glucosa, nuestros músculos estarán repletos de glucosa y no habrá espacio para almacenar más. Esto hace que acumulemos en sangre más glucosa de la que podemos almacenar en nuestros órganos y tejidos, pero nuestro organismo es muy inteligente y tiene mecanismos compensatorios. Si nuestras reservas de glucosa están llenas, podemos convertir ese exceso de glucosa en grasa y almacenarla en el tejido adiposo. Listo, solucionado el problema. Nuestra glucosa en sangre estará en valores adecuados y nuestro abdomen o nuestras caderas se llevarán un poco de grasa extra acumulada. Por este motivo, entre otros, la insulina se asocia con el sobrepeso. La insulina es para muchos la hormona que nos hace engordar. Sin embargo, esto no es del todo cierto por varios motivos.

Aunque de forma puntual, bien sea en una comida o en un día de celebración, ingerimos muchos carbohidratos y elevamos mucho la insulina (lo cual se supone que en teoría debería aumentar la grasa corporal), este hecho puntual no invalida lo que ocurra a nivel general. Me explico. Si estamos en un déficit calórico permanente, aunque en una comida o incluso en un día de celebración ingiramos muchos más carbohidratos de los que necesitamos, no engordaremos. Es más, perderemos grasa corporal. Es decir, que aunque una comida puntual alta en carbohidratos disminuya la quema de grasa, predominará lo que ocurre durante todo el día o toda la semana. De esta forma, si el cómputo global de la dieta implica un déficit calórico, perderemos peso, sea cual sea la dieta que hagamos. Por el contrario, si no comemos carbohidratos y nuestra glucosa e insulina se mantienen bajas, si ingerimos más calorías de las que gastamos (a partir de una dieta alta en grasa por ejemplo), acumularemos grasa corporal. De hecho, nuestro organismo puede almacenar grasa sin intervención de la insulina, siempre y cuando estemos en superávit calórico.

Veamos un estudio a modo de ejemplo (Acheson *et al.*, 1988). Varios sujetos hicieron ejercicio físico para vaciar sus depósitos de glucógeno. Después de esto ingirieron altas cantidades de carbohidratos durante varios días seguidos (870 gramos de carbohidratos al día, es decir, el equivalente a más un paquete de arroz de 1 kilo al día, una bestialidad). El primer día siguiendo esta dieta altísima en carbohidratos no ganaron nada de grasa. Es lógico, sus reservas de glucógeno estaban vacías y estos carbohidratos se almacenaron como tal. Los días posteriores, con los depósitos de glucógeno ya repletos, siguieron comiendo esta elevada cantidad de carbohidratos y solo ganaron de media unos 150 gramos de grasa al día, algo irrelevante teniendo en cuenta la alta ingesta de carbohidratos.

Por otro lado, es un error pensar que solo los carbohidratos elevan la insulina. De hecho, la ingesta de proteína puede elevarla significativamente también. Incluso la ingesta de grasa puede hacerlo, aunque en menor medida que los carbohidratos obviamente.

La insulina regula nuestro apetito. La elevación de insulina tras una comida nos produce saciedad, nos quita el hambre. Además, cuando ingerimos carbohidratos, no solo se eleva la insulina, sino que también lo hace otra hormona llamada «leptina», que también nos produce saciedad. Si a este aumento de insulina y leptina le añadimos que los carbohidratos integrales son altos en fibra, podemos concluir que dichos alimentos ayudan a regular nuestra hambre y nos hacen sentir saciados.

El principal problema de los carbohidratos surge cuando abusamos de ellos constantemente y somos sedentarios o no hacemos ejercicio físico. Los carbohidratos refinados sacian menos debido a que no contienen la fibra que suelen contener los alimentos no refinados. La fibra ayuda a saciarnos. Por tanto, si nuestra dieta es alta en carbohidratos refinados es probable que terminemos comiendo más cantidad y creemos un exceso de calorías que nos haga engordar. En este contexto es cuando surge un problema: la resistencia a la insulina.

RESISTENCIA A LA INSULINA

El problema no es la insulina en sí, sino la resistencia a ella. Cuando tenemos un estilo de vida poco saludable, comemos demasiados ultraprocesados, tenemos un exceso de grasa corporal, somos sedentarios o sufrimos estrés crónico, se altera el correcto funcionamiento de la insulina. Este mal funcionamiento de la insulina se denomina «resistencia a la insulina». Cuando en el organismo existe resistencia a la insulina, dicha hormona no puede hacer bien su trabajo. Mantener la glucosa en sangre en sus niveles adecuados es una prioridad para nuestro organismo. Por tanto, el páncreas secretará cada vez más insulina para reducir a toda costa los niveles de glucosa en sangre. Ese exceso de insulina constante sí es perjudicial para nuestro organismo. Como la insulina no funciona correctamente, no puede ejercer sus acciones de manera óptima. Por ejemplo, no nos sentiremos satisfechos tras una comida porque seguiremos teniendo apetito (la insulina nos ayuda a saciarnos, como he comentado antes). Por eso mucha gente piensa que los carbohidratos no sacian y nos hacen comer más. Realmente esto solo ocurre cuando existe resistencia a la insulina.

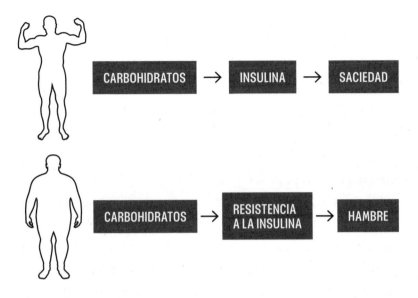

Figura 41: Efecto saciante de la insulina en función de si hay resistencia a la insulina o no.

¿SON LOS CARBOHIDRATOS LOS CULPABLES DE LA RESISTENCIA A LA INSULINA?

La sobrealimentación crónica, sea alta en carbohidratos o no, conlleva resistencia a la insulina por sí misma. Un estudio demostró por primera vez que la resistencia a la insulina se desarrolla en una dieta hipercalórica sin que todavía haya aumento del peso inicial (Erdmann *et al.*, 2008). Además, el propio aumento de grasa corporal que conlleva un exceso calórico (junto a un estilo de vida sedentario) también favorece la resistencia a la insulina (Bray y Bouchard, 2020). Así pues, tanto el exceso en la ingesta de calorías como el sedentarismo y el exceso de adiposidad son los principales factores que conducen a la resistencia a la insulina. Otros factores son el estrés crónico o la falta de sueño. Se trata de algo multifactorial.

Un exceso de carbohidratos en la dieta por encima de los que somos capaces de gastar contribuirá a generar resistencia a la insulina sin duda, pero esto solo ocurrirá si hay poca actividad física, ya que no habrá espacio en nuestros músculos para guardar glucosa. Además, el hecho de estar en superávit calórico de manera crónica, comamos carbohidratos o no, aumentará nuestra grasa corporal y provocará resistencia a la insulina a largo plazo (Taylor, 2019).

Por tanto, los carbohidratos por sí mismos no son los responsables del problema de la resistencia a la insulina, sino el exceso de alimentación y la poca actividad física. Eso sí, una vez la resistencia a la insulina se instaura, sería recomendable reducir la ingesta de carbohidratos (al menos temporalmente) y aumentar la actividad física para vaciar de glucosa los músculos y dejar espacio en nuestros almacenes. De esta forma, en poco tiempo revertiremos la situación.

 Que una dieta baja en carbohidratos sea adecuada para tratar la resistencia a la insulina o la diabetes 2 no implica que estos hayan sido los que han llevado a esa situación.

Ahora mismo, seguramente te estarás preguntando si tienes resistencia a la insulina. Si eres una persona activa, llevas una alimentación saludable y no tienes un exceso severo de grasa corporal, no hay de qué preocuparse, no la tienes. Si no es tu caso, es decir, si presentas un exceso de grasa corporal y no haces ningún tipo de ejercicio físico, tampoco te preocupes, simplemente toma cartas en el asunto y haz la dieta y el ejercicio que te propongo en este libro. Con esto revertirás la resistencia a la insulina rápidamente.

CARBOHIDRATOS Y EVOLUCIÓN: EL *HOMO* QUE COMÍA MIEL

Durante millones de años, el ser humano ha dependido de la ingesta de carbohidratos para sobrevivir. Los alimentos ricos en carbohidratos fueron esenciales para cumplir con las demandas energéticas sustancialmente elevadas que surgieron cuando el tamaño de nuestro cerebro aumentó, para asegurar el éxito de la reproducción y para soportar el incremento de la capacidad aeróbica. Estamos más que adaptados a ingerir altas cantidades de carbohidratos. Prueba de ello es que los humanos tenemos más amilasa que cualquier otro simio. El aumento de los genes de amilasa mejoró la digestión de los carbohidratos, lo que fue una ventaja evolutiva sustancial para los homínidos omnívoros del Pleistoceno (Hardy *et al.*, 2015).

AMILASA: enzima que ayuda a digerir los carbohidratos.

Un claro ejemplo de que los carbohidratos en sí mismos no son causantes de problemas de salud ni culpables de que engordemos, siempre y cuando seamos sujetos físicamente activos, claro está, son las tribus de cazadores-recolectores de las que ya te he hablado. Sí, me refiero a los kitavas y los hadzas. Voy a explicarte brevemente el secreto de estas tribus para mantenerse sanos y delgados.

Los kitavas viven en el Pacífico occidental. Su alimentación se basa en tubérculos como el boniato, el ñame o la yuca, frutas, verduras, etc. Es decir, su dieta es muy alta en carbohidratos, tan alta en carbohidratos como que representan un 70 % de su ingesta calórica total. También consumen alimentos proteicos y alimentos grasos, como por ejemplo pescado, coco o carne, pero estos apenas representan un 30 % de su ingesta calórica total. Su ingesta de fibra es muy alta, debido a su alto consumo de carbohidratos vegetales. No presentan ninguna alteración metabólica como la resistencia a la insulina entre su población. Tampoco sufren la mayoría de las enfermedades metabólicas de las que enfermamos hoy en los países occidentales, ni muchísimo menos sufren obesidad. Al tener un estilo de vida prácticamente igual al de hace miles de años, sus niveles de actividad física son elevados, aunque tampoco exagerados, pero aun así se mantienen magros y con una adecuada composición corporal.

Los hadzas habitan actualmente en Tanzania. Al igual que los kitavas, su estilo de vida es similar al de hace miles de años, sin comodidades y con altos niveles de actividad física. Pues bien, tanto los hombres como las mujeres hadzas consideran la miel su comida favorita. Sí, la miel, un alimento con alta densidad calórica, rico en glucosa y fructosa, y que eleva la insulina cuando se ingiere. La miel supone en esta tribu un 30 % de su dieta diaria. Un estudio reciente reveló que los hadzas se pasan todo el día comiendo miel. Pueden llegar a ingerir hasta 2.000 calorías solo a base de miel. Es decir, que no solo se ponen hasta las orejas de miel, sino que picotean todo el día, elevan la insulina a cada poco. Es cierto que la miel que consumen es cien por cien natural y no está procesada, como ocurre con muchas de las que encontramos en los supermercados. Suelen ingerirla comiendo el propio panal, el cual tiene fibra y larvas de abeja. Pese a ello, la cantidad que ingieren es muy elevada. ¿Te imaginas comer casi medio kilo de miel al día? Pues los hadzas llegan a hacerlo durante algunas épocas del año. Y, sin embargo, todos tienen un físico magro y fibroso y gozan de muy buena salud. Pero la miel no es un alimento exclusivo de los hadzas, multitud de tribus la ingieren de manera abundante en su dieta.

La miel es uno de los alimentos más densos en energía que existen en la naturaleza. Por tanto, no es sorprendente que, a lo largo de nuestra historia evolutiva, en las zonas donde hay miel de forma natural haya sido y sea un alimento importante para los cazadores-recolectores. La miel ha formado parte de la dieta de nuestros antepasados, que se remonta al menos a los primeros homínidos (Marlowe *et al.*, 2014). Otra tribu de cazadores-recolectores, los bambuti, que habitan en la República Democrática del Congo, en algunas épocas del año llegan a obtener el 80 % de sus calorías diarias de la miel (Hart y Hart, 1986). Sin embargo, todas estas tribus y poblaciones ancestrales jamás conocieron la obesidad ni la mayoría de las enfermedades metabólicas que asolan el mundo.

Hoy la miel es fuente de debate. Para algunos es un manjar de los dioses con propiedades curativas y para otros es veneno porque es azúcar. ¿En qué quedamos? La miel es básicamente azúcar (80 %) compuesta por glucosa y fructosa. Por tanto, al ingerir miel, esta se comporta en nuestro organismo igual que si consumimos azúcar blanco. Sí, la miel es azúcar. De hecho, en sujetos con diabetes 2, el consumo de miel en exceso puede empeorar el control glucémico (Sadeh-ghi *et al.*, 2019; Akhbari *et al.*, 2021), aunque si el consumo es moderado no parece ejercer efectos negativos (Terzo *et al.*, 2020). Incluso algunos estudios muestran mejoras en la glucemia en diabéticos tipo 2, debido a su contenido en compuestos bioactivos (Kan *et al.*, 2019).

Entonces ¿es malo comer un poco de miel? Pues no tiene por qué. Si la consumes puntualmente de forma moderada, y eres una persona activa, no habrá ningún problema ni para tu salud ni para tu composición corporal. Incluso puede ser positiva en deportistas. Los hadzas se atiborran de ella y no saben qué es la obesidad o la diabetes. Además, no se trata de atiborrarte de miel, pero si te gusta puedes consumirla de vez en cuando para endulzar un vaso de leche, una infusión o una ensalada. La cantidad de miel necesaria para eso es mínima.

Por otro lado, aparte del azúcar, la miel contiene algunos compuestos antioxidantes y antiinflamatorios. Estos tienen efectos beneficiosos en la inflamación, el estrés oxidativo, la disfunción endotelial, etc. Sin embargo, no aporta nada que no puedan aportar otros alimentos. Además, hay muchos tipos de mieles, no todas son iguales. La natural es la más recomendable. En resumen, la miel no es ni mala ni buena, no caigamos en estas oposiciones extremas. La miel es azúcar con algunos compuestos fenólicos saludables, se puede consumir con moderación puntualmente y, según el contexto de cada persona y el objetivo, será más o menos interesante añadirla en la dieta o reducirla/eliminarla, como, por ejemplo, en deportistas.

No solo la miel fue y es importante para numerosas tribus

de cazadores-recolectores; muchos otros alimentos vegetales ricos en carbohidratos fueron esenciales para cubrir el incremento de las demandas energéticas que tuvo lugar cuando se produjo un aumento en el tamaño de nuestro cuerpo y, en concreto, del cerebro con la introducción de la carne en la dieta. Además, la energía proveniente de los carbohidratos fue clave para asegurar el éxito de la reproducción y soportar el aumento de la capacidad aeróbica. Las palmeras tienen mucho almidón en el tronco, y algunas especies producen dátiles. Las raíces de los lirios y los juncos, la miel, las frutas y las bayas formaron parte de la dieta de nuestros ancestros y ofrecen evidencia de la abundancia de almidón comestible en un momento en que los homínidos estaban presentes (Hardy *et al.*, 2015).

LA MÁS CONTROVERTIDA: LA CARNE

Dentro de los alimentos ricos en proteínas, seguramente la carne sea el más cuestionado. Parece que nadie se pone de acuerdo en si comer carne es saludable o no. Gran parte de este debate se debe a factores ajenos (éticos o medioambientales) al impacto directo que el consumo de carne tiene en los seres humanos.

Es probable que estemos comiendo carne por encima de nuestras necesidades, sobre todo en países como Estados Unidos, Argentina, Australia o Uruguay. Dentro del continente europeo, España es el país que más carne consume, con una media de 50 kilos por persona al año. Reducir el exceso de consumo de carne puede ser adecuado.

Aquí dejaremos a un lado las cuestiones que atañen a la sostenibilidad, el maltrato animal o el medioambiente (importantes, sin duda, pero que no procede analizar en este libro) y nos centraremos en los efectos de la ingesta de carne en la salud.

DUDAS FRECUENTES: ¿Es cierto que algunos estudios muestran que el consumo de carne roja se asocia con un mayor riesgo de enfermedad cardiovascular?

QUÉ DICE LA CIENCIA: Los estudios que indican esto son epidemiológicos; no pueden concluir la causalidad de sus análisis (correlación no es causalidad). Existen muchos factores de confusión. De hecho, los estudios indican que son otros hábitos y no el consumo de carne roja (al menos con moderación) los que se asocian con el aumento del riesgo de estas patologías. Por ejemplo, los sujetos que comen más carne suelen comer menos vegetales, hacer menos ejercicio, fumar más o beber más alcohol que los sujetos que llevan una dieta vegana.

Algunos estudios que tienen en cuenta estos factores de confusión concluyen que el consumo de carne no afecta negativamente a la esperanza de vida (Iqbal *et al.*, 2021; Key *et al.*, 1996). Un estudio reciente en el que se tuvieron en cuenta muchos factores de confusión (como ingesta calórica, obesidad o nivel educativo de los sujetos, entre otros) concluyó que la ingesta de carne se correlaciona positivamente con la esperanza de vida (You *et al.*, 2022).

Hay que tener en cuenta factores importantes como

los que describo más abajo para asegurar un consumo saludable de carne.

DUDAS FRECUENTES: ¿Es cierto que algunos estudios muestran que el consumo de carne roja se asocia con un aumento del riesgo de cáncer colorrectal?

QUÉ DICE LA CIENCIA: Lo mismo que el punto anterior. Uno de los motivos por los cuales la carne roja podría aumentar el riesgo de este tipo de cáncer se debería no tanto al consumo de carne en sí misma (al menos en cantidades moderadas) sino a la falta de ingesta de vegetales y fibra (Humphreys *et al.*, 2014; Frugé *et al.*, 2021; Peres, 2014). Esto significa que la carne debe complementar una dieta principalmente vegetal y no al revés.

Otro factor importante es el método de cocinado de la carne. Al cocinarla a fuego vivo, la grasa o el jugo de la carne gotean en las brasas y se forman en el humo ciertos compuestos considerados cancerígenos (como los hidrocarburos aromáticos policíclicos) que se adhieren a la superficie de la carne.

Sin embargo, aunque la ingesta moderada de carne roja aumentara el riesgo de cáncer colorrectal, ¿en qué magnitud lo haría? Según los estudios, en el peor de los casos el aumento sería del 1,3 %: el riesgo de sufrir cáncer colorrectal es del 3 % en una persona que no come carne y del 4,3 % entre los que más carne consumen.

DUDAS FRECUENTES: ¿Cualquier tipo de carne es mala?

QUÉ DICE LA CIENCIA: La definición de carne roja es heterogénea, lo cual hace que en muchos estudios no se haga diferencia entre carne roja procesada (embutidos, salchichas, etc.) con carne roja sin procesar y natural (carne fresca de calidad). Tampoco es igual la carne blanca (pollo o pavo, por ejemplo) que la carne roja. Algunos estudios han vinculado las carnes procesadas (salchichas, embutidos, mortadela...) con un mayor riesgo de desarrollar cáncer, infertilidad masculina y muerte prematura. Pero no ocurre lo mismo cuando el consumo, moderado, es de carne de ave o carne roja de calidad. Por tanto, no podemos hacer caso a estudios donde mezclan pollo con salchichas o carne magra de ternera fresca con fiambres de mala calidad.

Pero, además, es importante tener en cuenta el resto de los alimentos que forman la dieta. No es lo mismo una dieta basada solo en carne, que una dieta en la que la base sean alimentos de origen vegetal y que se complemente con algo de carne, como ya he comentado.

DUDAS FRECUENTES: ¿Es imprescindible comer carne para gozar de buena salud?

QUÉ DICE LA CIENCIA: No, no es imprescindible. Consumir carne es opcional. A pesar de que contiene algunos nutrientes más que interesantes (hierro, zinc, vitamina B_{12}, proteínas de alta calidad, carnosina, creatina...), la verdad es que podemos obtener la mayoría de estos nutrientes de otros alimentos. Cada cual es libre de consumir carne o no, pero, de hacerlo, debe ser con moderación, cuidando el método de cocinado y eligiendo carne de calidad no procesada.

DUDAS FRECUENTES: ¿La carne que consumimos está llena de antibióticos y de hormonas?

QUÉ DICE LA CIENCIA: En 2009 el gobierno modificó el Real Decreto para prohibir definitivamente el uso de hormonas en la cría de ganado. La Autoridad Europea de Seguridad Alimentaria (EFSA) realiza controles periódicos en la industria para comprobar si los ganaderos hacen los deberes y los resultados son satisfactorios. Por ejemplo, en 2016 se analizaron unas 24.000 muestras y no se encontró en ellas ningún tipo de hormona.

Respecto a los antibióticos, más de lo mismo. Desde el año 2006 en la Unión Europea está prohibido administrar antibióticos a los animales para favorecer su engorde; solo pueden administrarse con fines terapéuticos (cuando enferman) y bajo prescripción del veterinario. En caso de usarse para curar al animal, están obligados a esperar hasta que el medicamento se haya eliminado completamente de su organismo para poder ordeñarlo o sacrificarlo. Este periodo de espera varía según el fármaco (30-50 días, aproximadamente).

Esto se cumple a rajatabla. En 2016 solo se encontró que un 0,16 % de la carne analizada contenía restos de antibiótico. Si en alguna partida de carne o leche quedan resquicios de antibióticos, las empresas cárnicas o lácteas la desechan. Los análisis son diarios y frecuentes; los casos en que se encuentra carne con hormonas añadidas o antibióticos van en contra de la ley y son anecdóticos.

Me cuesta creer que el consumo moderado de carne (otra cosa es el exceso), un alimento que ha formado parte de la dieta del ser humano desde el Paleolítico temprano, pueda representar un problema de salud. Aunque la mayor parte de las dietas ancestrales (dependiendo de la tribu y la estación del año) eran predominantemente de origen vegetal, la incorporación de la carne en la dieta redujo el tamaño del tracto gastrointestinal, lo que provocó dejar más energía disponible para las funciones cerebrales. El cerebro es un tejido energéticamente demandante; un cerebro de mayor tamaño requiere más energía, una dieta de alta calidad y un aporte de ácidos grasos que permita un correcto funcionamiento neuronal. La proteína animal era más fácil de digerir que la proteína vegetal para nuestros antepasados. La proteína de la carne también presenta una valiosa fuente de aminoácidos esenciales, ácidos grasos esenciales, vitaminas liposolubles y minerales. Estos nutrientes satisfacen las demandas del cerebro. Así, el consumo de alimentos de origen animal ayudó a aportar más energía y nutrientes al cerebro, favoreciendo así su rápida evolución. Incorporar carne a nuestra dieta contribuyó enormemente a nuestro desarrollo como especie.

Los tsimanes, una tribu que habita en la Amazonia boliviana, tienen las arterias más sanas que cualquier población del mundo conocida por la ciencia: prevalencia más baja de aterosclerosis coronaria y pocos factores de riesgo de enfermedad cardiovascular (Kaplan *et al.*, 2017). Los tsimanes siguen una dieta muy alta en fibra, que incluye verduras, arroz, maíz, yuca o fruta, pero, además, consumen mucha carne. Por otro lado, son físicamente activos. Un estudio reciente mostró que presentan un menor deterioro cerebral que la población general, en torno a un 70 % más lento, a pesar de que viven con altos niveles de inflamación (Irimia *et al.*, 2021). A pesar de ello, hay indicios de que esta tribu está comenzando a introducir productos procesados en su dieta, como dulces o refrescos azucarados, lo cual puede ser el comienzo de un empeoramiento de su salud (Masterson *et al.*, 2017).

Los achés, tribu de la selva tropical de América del Sur, consumen hasta 1,8 kilos de carne al día (unas 2.500 calorías diarias provenientes de la carne) y están perfectamente sanos. Los ya mencionados hadzas, por su parte, ingieren hasta 1,2 kilos de carne al día en determinados meses del año y los vegetales representan el 80 % de la base de su dieta el resto del año (Pontzer *et al.*, 2021).

Por tanto, el problema quizá no sea tanto la carne en sí misma sino el contexto actual: población sedentaria que mantiene una elevada ingesta de carne de poca calidad y/o ultraprocesada junto a una dieta baja en vegetales y fibra. Es cierto que la carne que consumen las tribus de cazadores-recolectores no es la misma que comemos nosotros. Los animales que se crían en la naturaleza tienen hasta un 50 % menos de grasa que los criados en granjas. Además, la composición de ácidos grasos es más favorable en los animales salvajes (Wang *et al.*, 2010). La carne de los animales criados en granjas es más calórica y menos interesante nutricionalmente hablando, pero eso no implica que sea un alimento que haya que eliminar de la dieta por completo.

Consumir carne no es obligatorio, pero, si lo haces, sigue los siguientes consejos:

- **Consume carne roja de calidad y evita la carne procesada en exceso** (mortadela, salchichas, chóped, salami, etc.). Te extrañará leer esto y ver que he incluido jamón serrano y fiambre de pollo/pavo en la dieta. Sí, tanto el jamón serrano como el fiambre de pollo/pavo son carnes procesadas, pero no son, ni mucho menos, las peores: con moderación, se pueden consumir sin problema. Limito la cantidad de jamón serrano a máximo 2-3 raciones por semana y te indico qué tipo de fiambre de pollo/pavo debes elegir. No pasa nada por comer un buen fiambre de pollo/pavo 2-4 veces por semana, pero no es un alimento del que debas abusar. Muchos estudios recientes sugieren que la carne roja magra y sin procesar puede incluirse de forma moderada (hasta 100-150 gramos de carne roja al día) como parte de un patrón de alimentación saludable, siempre y cuando el resto de la dieta siga un patrón dietético saludable y la carne sea de calidad (Fleming *et al.*, 2021; O'Connor *et al.*; 2018, Iqbal *et al.*, 2021). Aunque la dieta que te propongo en este libro se basa en alimentos de origen vegetal (cereales, patatas, frutas, verduras, legumbres, etc.), complementarla con alimentos de origen animal la enriquece y la hace más completa y saludable.
- **No abuses de carne cocinada en brasas o parrillas a alta temperatura** (debido a la posible formación de compuestos cancerígenos). Un dato curioso es que existen ciertos compuestos naturales que reducen el impacto de estas sustancias tóxicas en la salud humana. Un estudio recien-

te analizó muchos de estos compuestos antioxidantes y concluyó que el orégano, debido a su composición, puede inhibir la formación de aminas heterocíclicas que se generan al cocinar la carne (Meurillon y Engel, 2016). Así pues, no es mala idea añadir orégano a la carne cuando hagamos una barbacoa; además, es una hierba muy usada en cocina y da buen sabor a la carne.

- **La carne blanca, como el pollo o el pavo, debe prevalecer por encima del consumo de carne roja.** La carne procesada debe eliminarse o reducirse al mínimo.
- **Selecciona los cortes de carne más magros y restringe los más grasos** (al menos en exceso) si consumes carne roja.

LA MALA LECHE

LA LECHE QUE MAMAMOS...

La capacidad para digerir la leche no es universal: más de tres cuartas partes de los adultos del planeta no producen la enzima lactasa que permite asimilar el principal azúcar lácteo, la lactosa. Se calcula que más del 90 % de la población asiática y el 75 % de los afroamericanos no toleran la lactosa. Esto es algo habitual también en países tropicales y subtropicales. Sin embargo, entre los individuos europeos, la tolerancia a los lácteos es muy alta. Hace 7.500-8.500 años nos adaptamos a tomar leche para sobrevivir a la escasez de alimentos en Centroeuropa. Desarrollamos la enzima lactasa, que nos permite tolerar la leche también de adultos, y gran parte de la población de Europa la sigue manteniendo. La persistencia en nuestro organismo de la enzima lactasa en la edad adulta (enzima necesaria para digerir los lácteos) es un ejemplo de adaptación que fue importante para la supervivencia del ser humano. En Centroeuropa, debido a la escasez de alimentos durante un periodo concreto de la historia, los seres humanos recurrieron a la leche y los que consiguieron asimilarla sobrevivieron. Pero esto no ocurrió en otras regiones del mundo donde no existía la posibilidad de recurrir a la leche. El ser humano se ha impuesto a las demás especies debido, entre otras cosas, a su gran capacidad de adaptación al entorno, lo que le ha permitido obtener energía suficiente para sobrevivir y desarrollar su cerebro. Somos omnívoros y gracias a eso (junto al descubrimiento del fuego) somos la especie dominante (Palma-Morales *et al.*, 2022).

Aunque gran parte de la población africana es intolerante a la lactosa, muchas tribus africanas beben leche. Los masáis, que habitan entre Kenia y Tanzania, beben más de un litro de leche de vaca al día (Mann *et al.*, 1969) y consumen también leche de cabra y de oveja. Se alimentan principalmente de leche, mantequilla, sangre de animal, carne, vegetales, harina de maíz y miel. Lo más curioso es que, según un estudio, el 62 % de los adultos de esta tribu presenta malabsorción a la lactosa (Jackson y Latham, 1979). Sin embargo, pese a tener niveles reducidos de lactasa, consumen leche en la edad adulta sin síntomas aparentes. Otras poblaciones con alta prevalencia de intolerancia a la lactosa consumen leche de forma habitual (Reddy y Pershad, 1964; Leichter, 1973). Según algunos investigadores, esto se debe en parte a que la leche entera y también la leche fermentada, que es como se toma la leche en estos pueblos, presenta menos reacciones a su digestión. Los lácteos fermentados aportan muchos beneficios a la salud, como, por ejemplo, una mejora de la microbiota intestinal (son probióticos), efectos antiinflamatorios y antioxidantes. Por eso en la dieta propuesta en este libro añado yogur o kéfir a la opción de ingesta de lácteos, ya que ambos son fermentados.

Una investigación reciente ha analizado el ADN antiguo de centenares de humanos prehistóricos y concluye que los europeos consumíamos leche mucho antes de poder digerirla (Evershed *et al.*, 2022). Durante milenios, eran una minoría los prehistóricos que bebían leche y no tenían dolor de barriga, flatulencias o diarrea. El consumo de leche comenzó hace unos 7.500 años, pero no fue hasta hace 3.000-4.000 años cuando hubo un aumento generalizado de europeos que tomaban leche y no tenían dolor de barriga, flatulencias o diarrea. Aquellos que se adaptaron antes a digerir la leche sobrevivieron a las hambrunas y transmitieron esta capacidad a sus descendientes.

Aunque en la actualidad algunas personas asocian el consumo de leche con perjuicios para la salud, las tribus que se alimentan principalmente de leche de vaca entera y mantequilla, como los masáis, no presentan evidencia alguna de enfermedad cardiaca, colesterol o mal funcionamiento del corazón. Al igual que otras tribus ya mencionadas, los masáis mantienen un alto gasto calórico diario, se nutren de alimentos sin procesar, complementan su alta ingesta de carne con una alta ingesta de vegetales, cereales integrales y frutos, y todo ello los mantiene sanos (Mbalilaki *et al.*, 2010). Cabe señalar que sus vacas mestizas de cebú, productoras de la leche que consumen, se crían al aire libre, se alimentan en pastos y dan menos de 500 litros de leche al año (que es solo el

10 % de lo que producen las vacas europeas), lo que implica que el contenido en grasa sea menor y la calidad de la leche sea excepcional (Jackson *et al.*, 1979).

La leche es el componente principal de la dieta de los niños masáis: cuando tienen hambre o desean comer, se les da leche hasta que el hambre ha sido mitigada o el niño se niega a beber más. La ingesta de leche no depende de si un niño es o no intolerante a la lactosa, sino de la disponibilidad: si hay leche, beben leche (Jackson y Latham, 1979). El argumento popular y anecdótico de que el ser humano es el único animal que toma leche después del destete pierde consistencia en cuanto ofreces leche a cualquier otro mamífero adulto. Si un mamífero no bebe leche de adulto es porque no tiene forma de obtenerla.

 La leche «sin lactosa» se comercializa añadiendo lactasa para degradar la lactosa en sus dos componentes, glucosa y galactosa. Algunas personas piensan que la leche «sin lactosa» es leche a la que le han eliminado este azúcar naturalmente presente en ella. Pero no, la leche sin lactosa no tiene menos «azúcar».

LA LECHE QUE TOMAMOS...

La leche de vaca es uno de los alimentos más controvertidos. Si nos paramos a pensar, son pocos los alimentos exentos de polémicas. Esto se debe a la «infoxicación» que nos desborda.

Actualmente podemos encontrar diferentes tipos de leche de vaca clasificadas según su aporte graso.

- La **leche entera** que solemos tomar en Europa contiene un mínimo de 3,5 % de materia grasa.
- La **leche semidesnatada** contiene entre 1,5 % y 1,8 % de materia grasa.
- La **leche desnatada** contiene menos del 0,5 % de materia grasa.

Hace más de cuarenta años los gobiernos de los países occidentales abogaban por el consumo de leche desnatada para reducir el aporte de grasas en la dieta. La grasa de la leche es predominantemente saturada. En promedio, el 70 % de la grasa de la leche es saturada y el 30 % es monoinsaturada y poliinsaturada, aunque depende de cómo se alimente la vaca. De hecho, parte de la grasa saturada de la leche está compuesta por el poco recomendado ácido palmítico.

Muchos de los mitos que se repiten acerca de la leche se deben al «nutricionismo». El nutricionismo presupone que los nutrientes aislados de los alimentos determinan el valor de los distintos alimentos que forman la dieta o, en otras palabras, que el valor nutricional de la comida es la suma de todos sus nutrientes individuales, vitaminas, y otros componentes. Sin embargo, el valor nutricional de la comida es mayor que la suma de sus partes. Veamos algunos ejemplos:

DUDAS FRECUENTES: ¿La leche es mala por contener grasa saturada?

QUÉ DICE LA CIENCIA: Si caemos en el «nutricionismo», podríamos decir que la leche es perjudicial porque está formada predominantemente por grasas saturadas. Sin embargo, la evidencia científica muestra que no hay relación entre la ingesta de leche entera y la enfermedad cardiovascular. Es más, muchos estudios muestran que la leche entera actúa incluso como protectora contra enfermedades cardiovasculares, obesidad, diabetes o algunas formas de cáncer, como el cáncer colorrectal (Pereira, 2014; Turck, 2013).

De hecho, el posible efecto protector de la leche contra estas enfermedades se produce sobre todo cuando se consume leche entera, no tanto cuando se consume leche desnatada (Rubin, 2018). (Esto no significa que debamos prescindir de la leche desnatada; si buscamos reducir la ingesta calórica en la dieta porque queremos bajar de peso, podemos tomar lácteos desnatados).

La leche es más que la suma de sus partes; en su matriz nutricional encontramos vitaminas (A, D, E), minerales (zinc y selenio) y grasas monoinsaturadas (ácido oleico) y poliinsaturadas (omega 3 y omega 6). Dentro de las grasas omega 6 de la leche, se encuentra el ácido linoleico conjugado (CLA), que ayuda a reducir los niveles de colesterol en sangre, es antiinflamatorio y ayuda a perder grasa corporal.

DUDAS FRECUENTES: ¿La leche es inflamatoria?

QUÉ DICE LA CIENCIA: La leche de vaca, en general, aporta beneficios para la salud. La mayoría de los estudios coinciden en que no es ni inflamatoria ni antiinflamatoria, pero algunas investigaciones concluyen que es antiinflamatoria (Nieman *et al.*, 2020; Ulven *et al.*, 2019).

Ese mito surge, de nuevo, del nutricionismo. Los argumentos para decir que la leche es inflamatoria vienen de estudios aislados donde se analiza la caseína, concretamente la beta-caseína (una fracción proteica de la leche) y sus efectos inflamatorios o intestinales. Estudios que analizan este compuesto de manera aislada describen cierta actividad inflamatoria y alteraciones intestinales.

Pero la leche es mucho más que caseína. De hecho, la otra fracción proteica de la leche, el suero lácteo, es antiinflamatoria y mejora la salud metabólica. Otras proteínas de la leche, como, por ejemplo, la lactoferrina, pueden ejercer también efectos antiinflamatorios y anticancerígenos. Por eso cuando tomamos leche, al ingerir el alimento íntegro, no se observan efectos negativos a nivel inflamatorio (salvo las personas intolerantes a la leche, obviamente). El problema es que mucha gente confunde inflamación sistémica con distensión intestinal. Para saber si la leche es inflamatoria se deben analizar marcadores de inflamación (como citoquinas proinflamatorias o proteína C reactiva) en sangre. Esto es diferente a que la leche cause problemas intestinales como distensión abdominal o gases; en ese caso existe cierta intolerancia a la leche, pero eso no es sinónimo de que cause inflamación endógena. De hecho, los lácteos fermentados mejoran la microbiota intestinal y son antiinflamatorios (Wastyk *et al.*, 2021). Por último, la leche y sus derivados tienen propiedades antioxidantes (Khan *et al.*, 2019).

DUDAS FRECUENTES: ¿La leche causa enfermedad inflamatoria intestinal?

QUÉ DICE LA CIENCIA: A nivel de patologías intestinales, es común que se retiren los lácteos de manera indiscriminada. Sin embargo, retirarlos automáticamente ante cualquier patología intestinal carece de evidencia científica e incluso puede ser contraproducente. Cada persona es un mundo y la opción de retirar lácteos debe ser individualizada.

DUDAS FRECUENTES: ¿Es mala la beta-caseína que contiene la leche?

QUÉ DICE LA CIENCIA: Cuando se hace referencia a la parte que podría ser «negativa» en la composición de la leche se habla de la proteína láctea denominada «beta-caseína», pero no toda la beta-caseína es igual. Podríamos decir que existen dos tipos de leche de vaca: la tipo A1 y la tipo A2, y se diferencian en que tienen distintas variantes genéticas de la proteína beta-caseína. En su origen, las vacas producían solo proteína A2, pero hace unos diez mil años una mutación celular en las vacas hizo que algunas comenzaran a producir A1. En países como España, la mayor parte de la leche que tomamos es del tipo A1. A la fracción proteica A1 se le atribuyen efectos negativos para la salud; de hecho, dicha proteína es proinflamatoria (de manera aislada). Pero no tomamos beta-caseína A1 de manera aislada, tomamos leche, con todos sus componentes, por tanto sus efectos como alimento entero contrarrestan con creces los posibles perjuicios.

DUDAS FRECUENTES: ¿Beber leche no es natural porque los seres humanos son los únicos animales adultos que la beben?

QUÉ DICE LA CIENCIA: Esto es un argumento anecdótico que aún sigue dando vueltas por ahí. Como ya he comentado, los seres humanos somos los únicos animales que bebemos leche simplemente porque tenemos acceso a ella, nos adaptamos y podemos digerirla. Ni más ni menos. Además, la leche es una gran aliada para mejorar la masa muscular, algo muy interesante en personas adultas y ancianas. Numerosos estudios concluyen que la leche ayuda a prevenir la sarcopenia. Por otra parte, al ser un alimento líquido, es fácil de tomar para personas de edad muy avanzada que presenten problemas de masticación.

DUDAS FRECUENTES: ¿Puede ser ventajoso eliminar la leche de la dieta?

QUÉ DICE LA CIENCIA: Las personas con intolerancia a la lactosa o algún tipo de alergia a alguno de sus componentes deben reducir o eliminar su ingesta. La leche y sus derivados no son imprescindibles. Su aporte nutricional (incluido el calcio) puede cubrirse perfectamente con la ingesta de otros alimentos. El agua mineral, la col, las verduras oscuras o las legumbres tienen un alto contenido en calcio.

Si bien hay un intenso debate respecto al aumento del riesgo de cáncer de próstata por el consumo de lácteos, es difícil admitir que las investigaciones muestren causalidad y no solo correlación. Algunos estudios afirman que la ingesta de lácteos puede prevenir ciertos tipos de cáncer (como el cáncer colorrectal) pero que podría aumentar el riesgo de cáncer de próstata. Habrá que seguir esperando las conclusiones de la ciencia, pero hasta la fecha el consumo de leche es seguro.

Es importante tener en cuenta que eliminar de manera crónica la ingesta de lácteos hará que nuestro organismo disminuya la síntesis de la enzima lactasa. Esto significa que dejar de tomar lácteos durante mucho tiempo puede provocar que nos volvamos intolerantes al consumo de lácteos en el futuro.

Además, eliminar los lácteos fermentados será privar de un excelente probiótico a nuestra microbiota intestinal.

DUDAS FRECUENTES: ¿La leche que consumimos está llena de antibióticos y de hormonas?

QUÉ DICE LA CIENCIA: Esto ha quedado explicado en el apartado anterior, dedicado a la carne.

La leche de vaca ha pasado de ser un alimento imprescindible para la salud en los años ochenta a ser demonizada. Pero ni es tan indispensable como nos hicieron creer entonces ni tan peligrosa como nos quieren hacer creer ahora. Argumentos falaces (solo los humanos bebemos leche en la edad adulta) y argumentos malinterpretados (la leche está llena de antibióticos) recorren las redes sociales y se extienden como la pólvora.

La leche es un alimento más. Su contenido en proteínas, calcio, grasas, vitaminas y minerales se pueden obtener de otros alimentos perfectamente. Evidentemente, personas con alergia o intolerancias a alguno de sus componentes deben reducirla o eliminarla de la dieta. Fuente de debate es si eliminar la leche de la dieta podría beneficiar a personas con cáncer de próstata. Hasta la fecha no hay conclusiones claras.

¿ESTÁ CONTAMINADO EL PESCADO?

Aunque es un tema bastante controvertido, es innegable que hemos convertido nuestros mares en basureros. Esto, aparte de ser un desastre ambiental, puede poner en peligro la salud de la fauna marina y la del ser humano. Las concentraciones de metales pesados, como el cadmio, el plomo y sobre todo el mercurio en pescados que forman parte de nuestro consumo supone un quebradero de cabeza para las instituciones sanitarias.

Varios estudios *in vitro* muestran los efectos tóxicos del mercurio, pero cuando se replican en humanos no está tan claro. Sin embargo, el metilmercurio (el componente orgánico de mercurio más común en la cadena alimentaria) afecta al sistema nervioso central en desarrollo, de ahí que el feto y los niños más pequeños sean los más sensibles a este metal. También se han observado efectos sobre la ganancia de peso corporal, la función locomotora y la función auditiva. Estudios recientes indican que el metilmercurio presenta efectos inmunotóxicos en el desarrollo a bajas dosis, pero se necesita más información. En consecuencia, la forma más tóxica del mercurio, y más preocupante desde el punto de vista sanitario, es el metilmercurio. Pero ¿hasta qué punto representa un peligro real? Vamos a verlo.

DUDAS FRECUENTES: ¿Es realmente un peligro el mercurio en el pescado?

QUÉ DICE LA CIENCIA: Según la Autoridad Europea de Salud Alimentaria (EFSA), el mercurio en los alimentos no supone ningún problema para el consumidor si la exposición no excede la Ingesta Semanal Tolerable.

El pescado también es muy rico en selenio, un nutriente fundamental, poco frecuente en los alimentos, que impide la absorción del mercurio. El selenio tiene afinidad por los metales pesados como el mercurio y el cadmio y los convierte en compuestos relativamente inertes, es decir, su impacto nocivo se reduce significativamente. Por tanto, el selenio se conoce como antagonista de metales pesados (Green y Planchart, 2018).

DUDAS FRECUENTES: ¿Quién debe tener cuidado con el mercurio del pescado?
QUÉ DICE LA CIENCIA: Las mujeres embarazadas, las mujeres en la etapa de lactancia y los niños más pequeños constituyen la población más sensible al mercurio.

DUDAS FRECUENTES: ¿Cómo puedo comer pescado y a la vez asegurarme de que no tengo una sobreingesta de mercurio?
QUÉ DICE LA CIENCIA: Se sabe que la exposición está más relacionada con el tipo de pescado que con las cantidades consumidas. Por tanto, es importante saber qué pescados son altos en metilmercurio para no abusar de su consumo.

El consumo de pescado es seguro y, además, recomendable. El pescado y los mariscos son una fuente de energía y proteínas de alto valor biológico. Además, contribuyen a la ingesta de nutrientes como omega 3, yodo, calcio, vitaminas A y D, y selenio. Investigaciones recientes indican que la cantidad de metilmercurio ingerida a través del pescado que se considera tóxica no tiene en cuenta la cantidad de selenio presente en el propio pescado o en la dieta en general.

Por ejemplo, para el consumo de atún, uno de los pescados con más contenido en mercurio, seguramente se hayan tomado límites de ingesta excesivamente bajos, con márgenes de seguridad desmesurados debido a un principio de precaución que no tiene en cuenta la alta cantidad de selenio que este pescado presenta en su composición. Para hacer recomendaciones en la ingesta de pescado más acordes a este ratio mercurio/selenio, nace el famoso ratio Selenium Health Benefit Value (HBVSe), el cual permite una evaluación más realista del consumo de pescado (Ralston *et al.*, 2016). Teniendo en cuenta este ratio, muestro a continuación un listado sencillo de entender con la frecuencia de consumo de diferentes tipos de pescado y marisco.

CONTENIDO BAJO EN MERCURIO	CONTENIDO MEDIO EN MERCURIO	CONTENIDO ALTO EN MERCURIO
Anchoa	Atún blanco	Aguja
Arenque	Atún de aleta amarilla	Atún rojo
Bacalao	Atún en lata	Cazón
Berberecho	Carpa	Lucio
Boquerón	Pargo	Marrajo
Calamar	Perca	Mielgas
Camarón	Rape	Pez espada/ emperador
Cangrejo	Raya	Pintarroja
Choco	Trucha de mar	Tintorera
Dorada		
Gamba		
Jibia		
Jurel		

Langostino		
Langosta		
Lubina		
Lenguado		
Mejillón		
Merluza		
Palometa		
Pulpo		
Salmón		
Sardina		
Sepia		
Trucha de río		

Figura 42: Listado de pescados y su contenido en mercurio.

La Agencia Española de Seguridad Alimentaria y Nutrición publicó en el año 2019 nuevas recomendaciones de consumo de pescado respecto de su contenido de mercurio:

- Para la población en general se aconseja el consumo de hasta 3-4 raciones de pescado por semana, procurando en todos los casos variar entre pescados blancos y azules.
- Para la población vulnerable las recomendaciones son más estrictas en cuanto a las cuatro especies identificadas con un alto contenido en mercurio: pez espada/ emperador, atún rojo, tiburón (cazón, marrajo, mielgas, pintarroja y tintorera) y lucio.
- Las mujeres embarazadas o en periodo de lactancia y los niños de hasta 10 años deben evitar el consumo de esas cuatro especies.

- Niños entre 10 y 14 años: limitar el consumo de esas cuatro especies a 120 gramos al mes.

Gran parte del pescado que consumimos es en conserva. Los enlatados son una solución fácil y rápida a la hora de preparar o condimentar cualquier plato. El consumo de atún enlatado es quizá el más frecuente. Es, por tanto, inevitable preguntarse si el atún enlatado mantiene las altas concentraciones de mercurio que este pescado contiene de forma natural. La cantidad de mercurio por una lata de tamaño convencional (52 gramos) es de aproximadamente 15 microgramos. Así pues, una persona de 70 kilos, con una ingesta semanal tolerable de mercurio de unos 91 microgramos, podría comer unas seis o siete latas de atún a la semana sin problema (si solo comiera atún en lata como única fuente de pescado). Pero, una vez más, estas recomendaciones no tienen en cuenta la cantidad de selenio presente en el atún, así que probablemente la cantidad de latas semanales que podamos consumir de manera segura sea mucho más alta.

ROMA SIN GLUTEN

Hacía un calor abrasador. Caminaba bajo el sol buscando un sitio donde sentarme a almorzar. Roma es una de mis ciudades favoritas, pero aquel día hacía tanto calor que me hubiese gustado pasar el fin de semana en Islandia. En el centro de Roma hay un montón de calles con restaurantes donde comer una buena pizza, pero esta vez me percaté de algo novedoso paseando por sus calles: nunca había visto tantos carteles y pizarras en las aceras de los restaurantes donde se leía «Gluten free», es decir, «Sin gluten». Que buena noticia, pensé, cada vez más restaurantes proponen una oferta de comida sin gluten para que las personas celiacas o con sensibilidad al gluten no celiaca puedan disfrutar de una buena pizza o pasta italiana.

Sin embargo, lo que en un principio me pareció una buena noticia se fue empañando poco a poco. ¿Por qué de repente casi todos los restaurantes «alardeaban» de tener una amplia oferta de comida sin gluten en un sitio tan turístico? ¿Velaban por las necesidades de las personas celiacas o era un reclamo con connotación de comida más saludable? Aunque es cierto que la prevalencia de celiaquía parece estar aumentando, se calcula que solo un 1 % de la población tiene esta anomalía. Si incluimos a las personas que sufren sensibilidad al gluten no celiaca, el porcentaje aumenta hasta un 5-8 %, aunque saber la prevalencia real de esta última es difícil porque la mayoría de los casos son autoinformados (Valenti *et al.*, 2017; Valentina *et al.*, 2022). Existen otras afecciones en relación con el gluten, como, por ejemplo, la ataxia por gluten. Pero, aun así, la población que presenta problemas reales con el gluten es un porcentaje muy bajo respecto a la que no tiene ningún tipo de problemas al consumirlo habitualmente en su dieta. Sin duda, la idea de que una dieta sin gluten es más saludable incluso en personas sin enfermedad celiaca y sin sensibilidad al gluten, estaba calando en la población.

CELIAQUÍA: enfermedad autoinmune que daña el revestimiento del intestino y causa permeabilidad intestinal cuando se consumen alimentos que contienen gluten.

> **SENSIBILIDAD AL GLUTEN NO CELIACA:** reacción al gluten y a otros elementos presentes en cereales como el trigo. Es distinta de la celiaquía y no tiene carácter autoinmune. Su etiología es confusa.

No son pocos los libros, blogs, medios de comunicación o incluso deportistas que advierten sobre los males del gluten en nuestra dieta. El número de personas que eliminan el gluten de su dieta pensando que es perjudicial para la salud crece cada día de una manera exponencial y nunca visto hasta ahora (Nash *et al.*, 2014). Por otro lado, la tendencia a no comer gluten ha creado paralelamente una industria multimillonaria que comercializa productos sin gluten. Dicha industria contribuye y apoya la idea extendida de que el gluten es peligroso para la población, también para las personas sanas. Además, se ha convertido en una estrategia de marketing de venta de alimentos. El sello de «sin gluten» cada vez cobra más protagonismo en las etiquetas de muchos productos del supermercado. El aumento de la popularidad de los productos sin gluten también ha fomentado la creencia opuesta de que se trata de una dieta «de moda». Esto es lamentable para las personas con celiaquía o sensibilidad al gluten, que expresan que no se les toma en serio en los restaurantes e incluso se enfrentan a actitudes desdeñosas por parte de médicos no especialistas.

GLUTEN: proteína que se encuentra en algunos cereales, como, por ejemplo, el trigo, la cebada o el centeno. Las harinas de estos cereales también contienen gluten. Hay muchos tipos de trigo, como el kamut o la espelta, y todos tienen gluten. La avena también contiene gluten, aunque de un subtipo ligeramente diferente al del trigo.

Esta idea de que el gluten es nocivo surge de la creencia generalizada de que comer alimentos que contienen trigo u otros granos cargados de gluten no solo puede provocar aumento de peso y obesidad, sino que también puede llevar a una amplia lista de enfermedades que van desde la depresión y la ansiedad hasta la artritis o el autismo. En el libro *Cerebro de pan*, por ejemplo, su autor, David Perlmutter, enumera docenas de enfermedades y síntomas que él cree que están relacionados con la sensibilidad al gluten y, por tanto, pueden prevenirse o curarse con una dieta sin gluten. Su lista incluye 38 enfermedades o síntomas diferentes, entre ellos autismo, infertilidad y esquizofrenia. Afirma que una dieta sin gluten es ideal no solo para aquellos que padecen la enfermedad celiaca, sino también para la mayoría de la población sana, algo que carece de evidencia científica (Nash *et al.*, 2014; Palma-Morales *et al.*, 2022). Es un error habitual extrapolar datos de estudios que se hacen en personas con alguna patología concreta a sujetos sin dicha patología. ¿Acaso llevarías una pierna escayolada sin tenerla rota? ¿Llevarías un marcapasos si tu corazón está sano? Entonces ¿por qué eliminar el gluten de tu dieta si no tienes ningún tipo de problema con él? Es necesario trazar una línea clara entre quienes se benefician y quienes no se benefician de una dieta sin gluten para terminar con estas actitudes erróneas.

Un estudio reciente evaluó a una multitud de sujetos que se habían autodiagnosticado sensibles al gluten o celiacos sin pruebas médicas que lo corroborasen. Al hacerles pruebas se concluyó que solo el 7 % de los sujetos presentaban realmente alguna reacción al gluten. La sensibilidad al gluten no celiaca es compleja de diagnosticar, ya que no existen criterios estandarizados para ello y ni siquiera presenta una etiología clara. De hecho, algunos estudios realizados en personas autodiagnosticadas con sensibilidad al gluten no celiaca no encontraron diferencias en la permeabilidad intestinal, inflamación o presencia de anticuerpos cuando estos sujetos se sometieron a una dieta sin gluten (Dale *et al.*, 2021). Síntomas subjetivos, efecto nocebo y la influencia de posibles factores psicosomáticos son claros factores de confusión a la hora de diagnosticar sensibilidad al gluten no celiaca. Esto hace muy difícil establecer diagnósticos e intervenciones exitosas en la gente que reporta esta abstracta alteración. Además, existen otros problemas asociados a la ingesta de gluten que no se deben realmente a su consumo, como, por ejemplo, intolerancias o alergias al trigo o a algún compuesto presente en cereales distinto del gluten. Un estudio mostró que poco más de uno de cada cuatro pacientes autodiagnosticados de enfermedad celiaca o sensibilidad al gluten no celiaca cumplían con los criterios para su diagnóstico (Biesiekierski *et al.*, 2014). Muchas personas que reportan problemas al ingerir gluten declaran que les sienta mejor comer pan de espelta que pan de trigo normal. Sin embargo, en cierto estudio se dieron hasta seis tipos distintos de pan de trigo normal y pan de espelta, con diferentes cantidades de gluten cada uno, de manera que los pacientes no sabían qué pan estaban comiendo, y no hubo ninguna diferencia en la tolerancia a la ingesta de los panes: ni en los marcadores de inflamación ni en el efecto sobre la barrera intestinal. Los autores de la investigación sugieren un fuerte efecto nocebo para el trigo y un efecto placebo para la espelta (Zimmermann *et al.*, 2022).

PLACEBO Y EFECTO PLACEBO: se denomina **placebo** a una intervención diseñada para simular una terapia médica que no tiene efectos reales y específicos para la mejora de la condición en que está siendo aplicada. El **efecto placebo** es la modificación y mejora, muchas veces fisiológicamente demostrable, que se produce en el organismo como resultado del estímulo psicológico inducido por la administración de una sustancia inerte (alimento, fármaco o tratamiento). Este efecto ocurre aunque las personas que reciben el tratamiento sepan que están tomando o haciendo algo que no funciona para el objetivo propuesto.

EFECTO NOCEBO: es la cara opuesta al efecto placebo. En este caso, una persona puede experimentar síntomas y/o empeoramiento de su estado al recibir o consumir un medicamento, alimento o cualquier otra intervención inocua, simplemente porque tienen expectativas negativas previas o les han informado de que van a empeorar, cuando realmente la intervención en cuestión no produce efectos perjudiciales.

Al margen de las personas que sufren estas alteraciones o patologías relacionadas con el gluten, las cuales sí deben reducir o eliminar el gluten de su dieta, la gran mayoría de la población no presenta ningún tipo de intolerancia, sensibilidad, alergia o celiaquía. El consenso científico actual, al menos hasta la fecha, es unánime a la hora de declarar que el gluten es perfectamente saludable en personas sanas. Un estudio reciente comprobó si el gluten puede causar trastornos digestivos en sujetos sanos (Croall *et al.*, 2019). Los resultados fueron contundentes: el consumo de harina que contiene gluten no genera síntomas gastrointestinales en sujetos sanos; la dieta con gluten incluso mejoró algunos síntomas de diarrea. Otro estudio reciente mostró que no hay relación entre el consumo de gluten y la aparición de enfermedades intestinales, como la enfermedad de Crohn o colitis ulcerosa (Lopes *et al.*, 2022). Estos resultados corroboran que el gluten no causa síntomas en personas que no tienen una susceptibilidad fisiológica a él (es decir, la gran mayoría de la población). Tampoco hay evidencia de que genere otras patologías autoinmunes, como, por ejemplo, artritis reumatoide o hipotiroidismo de Hashimoto. Por tanto, en personas que no muestren reacciones adversas al gluten no tiene ningún sentido eliminarlo (Lerner *et al.*, 2019).

Ahora bien, aunque no está claro, algunos datos sugieren que una dieta sin gluten podría mejorar algunos síntomas de ciertas patologías inflamatorias o autoinmunes (Lerner *et al.*, 2022). Pero, como digo, aparte de que la evidencia es confusa, esto no significa ni que el gluten cause dichas enfermedades ni que quitar el gluten cuando se tiene determinada patología suponga la cura de dicha enfermedad.

Por último, decir que una dieta sin gluten podría provocar ciertos problemas: varios estudios concluyen que las personas que eliminan el gluten de su dieta suelen ingerir menos fibra y presentan una reducción de bacterias beneficiosas en la microbiota intestinal, como, por ejemplo, las bifidobacterias (Caio *et al.*, 2020).

DESPEDIDA

Si has llegado leyendo hasta aquí, enhorabuena, eso significa que ya tienes el 66 % del trabajo hecho. Ahora solo te queda el otro 33 % restante, que consiste en ponerlo en práctica y ser constante. Puede que haya conseguido que reflexiones y que te plantees cosas que quizá antes no te habías planteado. Puede incluso que te haya motivado a cambiar de hábitos y elegir un estilo de vida más saludable. Si te estás preguntando si merece la pena el esfuerzo de intentarlo, te aseguro al cien por cien que sí. Por salud, por estética o por sentirte bien. Da igual el motivo, pero te aseguro que, si pones en marcha todo, o al menos parte, de lo expuesto en este libro, tu vida cambiará en todos los aspectos, tanto físicos como psicológicos. No porque lo diga yo, sino porque cuento con la experiencia y testimonios de cientos o miles de clientes que han pasado ya por mi consulta.

A veces, antes de aprender algo nuevo, hay que desaprender conceptos arraigados que son erróneos. En ciencias de la nutrición y del ejercicio existe mucha desinformación. Es difícil hacerte creer que lo expuesto en este libro está basado en el más absoluto rigor científico, sin sesgos ni conflictos de interés. ¿Por qué hacer caso a lo que pone en este libro y no a lo que se dice en otros libros de nutrición? Podría darte cientos de motivos para explicarte el porqué, como, por ejemplo, que aunque este libro esté escrito por mí, recoge el trabajo de cientos de investigadores y científicos de renombre a nivel mundial. Podría decirte que quizá no estés de acuerdo con todo lo expuesto en este libro, es respetable, pero te puedo asegurar que todo lo que expongo está basado en el rigor de la ciencia y también en una amplia experiencia de años en consulta. Sin embargo, todo esto ya lo sabes, así que te diré solo un motivo por el cual este es el libro en el que necesitas confiar. Este motivo es más que suficiente para convencerte: Amo mi profesión, estudio sin descanso y no hay mayor satisfacción para mí que el poder ayudar a mejorar la salud de los demás. Solo me siento bien conmigo mismo cuando puedo ayudar a otros a mejorar su vida. Duermo mejor, soy feliz y me siento agradecido. No tengo conflictos de interés e intento siempre tener una visión crítica, imparcial y eliminar cualquier tipo de sesgo.

La ciencia avanza. Quizá en unas décadas, algunas de las cosas expuestas en este libro se pueden quedar obsoletas. Quizá ocurra lo contrario, que se reafirmen. En cualquier caso, no podemos saber qué ocurrirá en el futuro, pero de lo que sí podemos estar totalmente convencidos, es de lo que la ciencia nos dice actualmente. Por tanto, ahora mismo, tras leer este libro, puedo asegurarte de que tienes en tus manos todo lo que necesitas para cambiar tu vida radicalmente, ser más feliz, mejorar tu salud y tu físico. ¿A qué esperas para comenzar?

AGRADECIMIENTOS

Quiero dar las gracias a todos los que habéis decidido leer este libro, a todos los que de una manera u otra hacéis que mi trabajo y mi esfuerzo merezcan la pena. También quiero dar las gracias y la enhorabuena a todos los que, aun sin estar de acuerdo con lo expuesto en estas páginas, habéis llegado hasta aquí; para mí eso es una clara muestra de capacidad autocrítica, de respeto y de mentalidad abierta.

Mi agradecimiento a todos aquellos seres queridos que me han aguantado y me han dado su apoyo durante el tiempo que he estado escribiendo: a mis padres, a mi pareja, a mis hermanos, a mis sobrinos, a mis amigos y a mis compañeros de trabajo. Y gracias a Alba, mi editora de Penguin Random House, que ha tenido que sufrirme mientras daba forma a *Quema tu dieta*. Si has entendido la mayor parte de este libro es gracias a su insistencia en que no fuera demasiado técnico y abordara la fisiología de una manera comprensible para cualquiera.

Por último, quiero agradecer a los cientos de investigadores de tantas nacionalidades distintas que estudian la complejidad de la fisiología humana. Su labor, a veces poco reconocida, es primordial para entender nuestro cuerpo, mejorar

nuestra salud y prevenir enfermedades. A todos los investigadores mencionados en este libro y también a los que no, muchas gracias.

ISMAEL GALANCHO REINA

BIBLIOGRAFÍA

Acheson, K. J., *et al.* (1988). «Glycogen storage capacity and de novo lipogenesis during massive carbohydrate overfeeding in man», *The American journal of clinical nutrition*, *48*(2), pp. 240-247.

Akhbari, M., *et al.* (2021). «The Effects of Oral Consumption of Honey on Key Metabolic Profiles in Adult Patients with Type 2 Diabetes Mellitus and Nondiabetic Individuals: A Systematic Review of Clinical Trials», *Evidence-Based Complementary and Alternative Medicine*, *2021*. <https://doi.org/10.1155/2021/6666832>.

Alkutbe, R., *et al.* (2020). «Nutrient Extraction Lowers Postprandial Glucose Response of Fruit in Adults with Obesity as well as Healthy Weight Adults», *Nutrients*, *12*(3), p. 766. <https://doi.org/10.3390/nu12030766>.

Almundarij, T. I., *et al.* (2017). «Suppressed sympathetic outflow to skeletal muscle, muscle thermogenesis, and activity energy expenditure with calorie restriction», *Physiological reports*, *5*(4). <https://doi.org/10.14814/phy2.13171>.

Anastasiades, E., y Argyrides, M. (2022). «Healthy orthorexia vs orthorexia nervosa: associations with body appreciation, functionality appreciation, intuitive eating and embodiment», *Eating and Weight Disorders*. <https://doi.org/10.1007/s40519-022-01449-9>.

Anton, S. D., *et al.* (2017). «Effects of Popular Diets without Specific Calorie Targets on Weight Loss Outcomes: Systematic Review of Findings from Clinical Trials», *Nutrients*, 9(8), p. 822. <https://doi.org/10.3390/nu9080822>.

Aoyama, S., *et al.* (2021). «Distribution of dietary protein intake in daily meals influences skeletal muscle hypertrophy via the muscle clock», *Cell Reports*, 36(1). <https://doi.org/10.1016/j.celrep.2021.109336>.

Arfini, S., y Magnani, L. (2016). «Cognitive autoimmunity: Knowledge, ignorance and self-deception», *Logic Journal of the IGPL*, 24(4), pp. 612-627. <https://doi.org/10.1093/jigpal/jzw016>.

Atkins, C. D. C. (2002). *Dr. Atkins' New Diet Revolution.* Government Institutes.

Aubertin-Leheudre, M., y Adlercreutz, H. (2009). «Relationship between animal protein intake and muscle mass index in healthy women», *British Journal of Nutrition*, 102(12), pp. 1803-1810. <https://doi.org/10.1017/S0007114509991310>.

Auerbach, B. J., *et al.* (2018). «Review of 100 % Fruit Juice and Chronic Health Conditions: Implications for Sugar-Sweetened Beverage Policy», *Advances in Nutrition*, 9(2), pp. 78-85. <https://doi.org/10.1093/advances/nmx006>.

Barakat, C., *et al.* (2020). «Body Recomposition: Can Trained Individuals Build Muscle and Lose Fat at the Same Time?», *Strength & Conditioning Journal*, 42(5), pp. 7-21. <https://doi.org/10.1519/SSC.0000000000000584>.

Baraldi, L. G., *et al.* (2018). «Consumption of ultra-processed foods and associated sociodemographic factors in the USA between 2007 and 2012: evidence from a nationally representative cross-sectional study», *BMJ open*, *8*(3). <https://doi.org/10.1136/bmjopen-2017-020574>.

Barthels, F., *et al.* (2019). «Orthorexia nervosa and healthy orthorexia as new eating styles», *PLOS ONE*, *14*(7). <https://doi.org/10.1371/journal.pone.0219609>.

Basile, A., *et al.* (2022). «Ultra-Processed Foods Have a Lower Glycemic Index and Load Compared to Minimally Processed Foods», *Current Developments in Nutrition*, *6*(Supplement_1), p. 504. <https://doi.org/10.1093/cdn/nzac077.007>.

Berbesque, J. C., *et al.* (2016). «Eat first, share later: Hadza hunter–gatherer men consume more while foraging than in central places», *Evolution and Human Behavior*, *37*(4), pp. 281-286. <https://doi.org/10.1016/j.evolhumbehav.2016.01.003>.

Bernhoft, R. A. (2012). «Mercury Toxicity and Treatment: A Review of the Literature», *Journal of Environmental and Public Health*, *2012*. <https://doi.org/10.1155/2012/460508>.

Biesiekierski, J. R., *et al.* (2014). «Characterization of Adults with a Self-Diagnosis of Nonceliac Gluten Sensitivity», *Nutrition in Clinical Practice*, *29*(4), pp. 504-509. <https://doi.org/10.1177/0884533614529163>.

Borror, A., *et al.* (2018). «The effects of postprandial exercise on glucose control in individuals with type 2 diabetes: a systematic review», *Sports Medicine*, *48*(6), pp. 1479-1491.

Braunstein, C. R., *et al.* (2016). «Effect of Low-Glycemic Index/Load Diets on Body Weight: A Systematic Review and Meta-Analysis», *The FASEB Journal*, *30*(S1), pp. 906-909.

Bray, G. A., y Bouchard, C. (2020). «The biology of human overfeeding: A systematic review», *Obesity Reviews*, *21*(9). <https://doi.org/10.1111/obr.13040>.

Bueno, N. B., *et al.* (2013). «Very-low-carbohydrate ketogenic diet v. low-fat diet for long-term weight loss: a meta-analysis of randomised controlled trials», *British Journal of Nutrition*, *110*(7), pp. 1178-1187. <https://doi.org/10.1017/S0007114513000548>.

Burke, L. M. (2021). «Nutritional approaches to counter performance constraints in high-level sports competition», *Experimental Physiology*, *106*(12), pp. 2304-2323. <https://doi.org/10.1113/EP088188>.

Caio, G., *et al.* (2020). «Effect of Gluten-Free Diet on Gut Microbiota composition in patients with Celiac Disease and Non-Celiac Gluten/Wheat Sensitivity», *Nutrients* 12: 1832. <https://bit.ly/3vswpE6>.

Canetti, L., *et al.* (2009). «Psychosocial predictors of weight loss and psychological adjustment following bariatric surgery and a weight-loss program: the mediating role of emotional eating», *International Journal of Eating Disorders*, *42*(2), pp. 109-117. <https://doi.org/10.1002/eat.20592>.

Cao, L., y Morley, J. E. (2016). «Sarcopenia is Recognized as an Independent Condition by an International Classification of Disease, Tenth Revision, Clinical Modification (ICD-10-CM) Code», *Journal of the American Medical Directors Association*, *17*(8), pp. 675-677. <https://doi.org/10.1016/j.jamda.2016.06.001>.

Christensen, D. L., *et al.* (2002). «Food and macronutrient intake of male adolescent Kalenjin runners in Kenya»,

British Journal of Nutrition, *88*(6), pp. 711-717. <https://doi.org/10.1079/BJN2002728>.

Clifton, P. M., y Keogh, J. B. (2017). «A systematic review of the effect of dietary saturated and polyunsaturated fat on heart disease», *Nutrition, Metabolism and Cardiovascular Diseases*, *27*(12), pp. 1060-1080. <https://doi.org/10.1016/j.numecd.2017.10.010>.

Collino, M. (2011). «High dietary fructose intake: Sweet or bitter life?», *World journal of diabetes*, *2*(6), p. 77. <https://doi.org/10.4239/wjd.v2.i6.77>.

Collins, K. A., *et al.* (2022). «Differential Effects of Amount, Intensity, and Mode of Exercise Training on Insulin Sensitivity and Glucose Homeostasis: A Narrative Review», *Sports Medicine-Open*, *8*(1), pp. 1-23. <https://doi.org/10.1186/s40798-022-00480-5>.

Corrêa, C. R., *et al.* (2021). «Relative fat mass is a better tool to diagnose high adiposity when compared to body mass index in young male adults: A cross-section study», *Clinical nutrition ESPEN*, *41*, pp. 225-233. <https://doi.org/10.1016/j.clnesp.2020.12.009>.

Croall, I. D., *et al.* (2019). «Gluten does not induce gastrointestinal symptoms in healthy volunteers: a double-blind randomized placebo trial», *Gastroenterology*, *157*(3), pp. 881-883.

Dale, H. F., *et al.* (2021). «Assessment of Markers of Gut Integrity and Inflammation in Non-Celiac Gluten Sensitivity After a Gluten Free-Diet», *International Journal of General Medicine*, *14*, pp. 9459-9470. <https://doi.org/10.2147/IJGM.S333078>.

Dempsey, P. C., *et al.* (2018). «Prolonged uninterrupted sitting elevates postprandial hyperglycaemia proportional to degree of insulin resistance», *Diabetes, Obesity and Metabolism, 20*(6), pp. 1526-1530.

Dethlefsen, M. M., *et al.* (2018). «Training state and skeletal muscle autophagy in response to 36 h of fasting», *Journal of Applied Physiology, 125*(5), pp. 1609-1619.

Dong, Q., *et al.* (2022). «Familial natural short sleep mutations reduce Alzheimer pathology in mice», *Iscience, 25*(4), 103964.

Duffey, K. J., y Popkin, B. M. (2011). «Energy density, portion size, and eating occasions: contributions to increased energy intake in the United States, 1977–2006», *PLoS Medicine, 8*(6). <https://doi.org/10.1371/journal.pmed.1001050>.

Dulloo, A. G., *et al.* (2017). «Passive and active roles of fat-free mass in the control of energy intake and body composition regulation», *European Journal of Clinical Nutrition, 71*(3), pp. 353-357. <https://doi.org/10.1038/ejcn.2016.256>.

Eaton, S. B., y Eaton, S. B. (2017). «Physical Inactivity, Obesity, and Type 2 Diabetes: An Evolutionary Perspective», *Research Quarterly for Exercise and Sport, 88*(1), pp. 1-8. <https://doi.org/10.1080/02701367.2016.1268519>.

Egli, L., *et al.* (2013). «Exercise Prevents Fructose-Induced Hypertriglyceridemia in Healthy Young Subjects», *Diabetes, 62*(7), pp. 2259-2265. <https://doi.org/10.2337/db12-1651>.

Erdmann, J., *et al.* (2008). «Development of hyperinsulinemia and insulin resistance during the early stage of weight gain», *American Journal of Physiology-Endocrinology and Metabolism, 294*(3), pp. E568-E575. <https://doi.org/10.1152/ajpendo.00560.2007>.

Escobar, K. A., *et al.* (2019). «Autophagy and aging: Maintaining the proteome through exercise and caloric restriction», *Aging Cell*, *18*(1). <https://doi.org/10.1111/acel.12876>.

Eshak, E. S., *et al.* (2013). «Soft drink, 100 % fruit juice, and vegetable juice intakes and risk of diabetes mellitus», *Clinical nutrition*, *32*(2), pp. 300-308. <https://doi.org/10.1016/j.clnu.2012.08.003>.

Evers, C., *et al.* (2010). «Feeding Your Feelings: Emotion Regulation Strategies and Emotional Eating», *Personality and social psychology bulletin*, *36*(6), pp. 792-804. <https://doi.org/10.1177/0146167210371383>.

Evershed, R. P., *et al.* (2022). «Dairying, diseases and the evolution of lactase persistence in Europe», *Nature*, *608*, pp. 336-345. <https://doi.org/10.1038/s41586-022-05010-7>.

Fardet, A. (2010). «New hypotheses for the health-protective mechanisms of whole-grain cereals: what is beyond fibre?», *Nutrition Research Reviews*, *23*(1), pp. 65-134. <https://doi.org/10.1017/S0954422410000041>.

Fenton, S., *et al.* (2021). «The influence of sleep health on dietary intake: a systematic review and meta-analysis of intervention studies», *Journal of Human Nutrition and Dietetics*, *34*(2), pp. 273-285. <https://doi.org/10.1111/jhn.12813>.

Fernández-Verdejo, R., *et al.* (2021). «Deciphering the constrained total energy expenditure model in humans by associating accelerometer-measured physical activity from wrist and hip», *Scientific Reports*, *11*(1), pp. 1-10. <https://doi.org/10.1038/s41598-021-91750-x>.

Ferrucci, L., *et al.* (2006). «Relationship of plasma polyunsaturated fatty acids to circulating inflammatory markers»,

The Journal of Clinical Endocrinology & Metabolism, 91(2), pp. 439-446.

Fleming, J. A., *et al.* (2021). «Effect of varying quantities of lean beef as part of a Mediterranean-style dietary pattern on lipids and lipoproteins: a randomized crossover controlled feeding trial», *The American journal of clinical nutrition*, 113(5), pp. 1126-1136. <https://doi.org/10.1093/ajcn/nqaa375>.

Foster, G. D., *et al.* (2010). «Weight and Metabolic Outcomes After 2 Years on a Low-Carbohydrate Versus Low-Fat Diet: A Randomized Trial», *Annals of Internal Medicine*, 153(3), pp. 147-157. <https://doi.org/10.7326/0003-4819-153-3-201008030-00005>.

Frugé, A. D., *et al.* (2021). «A dietary intervention high in green leafy vegetables reduces oxidative DNA damage in adults at increased risk of colorectal cancer: biological outcomes of the randomized controlled meat and three greens (M3G) feasibility trial», *Nutrients*, 13(4), p. 1220.

Fuchs, C. J., *et al.* (2016). «Sucrose ingestion after exhaustive exercise accelerates liver, but not muscle glycogen repletion compared with glucose ingestion in trained athletes», *Journal of applied physiology*.

Gaesser, G. A., *et al.* (2021). «Perspective: Does Glycemic Index Matter for Weight Loss and Obesity Prevention? Examination of the Evidence on "Fast" Compared with "Slow" Carbs», *Advances in nutrition*, 12(6), pp. 2076-2084. <https://doi.org/10.1093/advances/nmab093>.

Gardner, C., *et al.* (2012). «Nonnutritive sweeteners: current use and health perspectives: a scientific statement from the American Heart Association and the American Diabetes Association», *Circulation*, *126*(4), pp. 509-519. <https://doi.org/10.1161/CIR.0b013e31825c42ee>.

Gardner, C. D., *et al.* (2018). «Effect of Low-Fat vs Low-Carbohydrate Diet on 12-Month Weight Loss in Overweight Adults and the Association With Genotype Pattern or Insulin Secretion: The DIETFITS Randomized Clinical Trial», *JAMA*, *319*(7), pp. 667-679. <https://doi.org/10.1001/jama.2018.0245>.

Geiker, N. R. W., *et al.* (2018). «Does stress influence sleep patterns, food intake, weight gain, abdominal obesity and weight loss interventions and vice versa?», *Obesity Reviews*, *19*(1), pp. 81-97. <https://doi.org/10.1111/obr.12603>.

Genoni, A., *et al.* (2020). «Long-term Paleolithic diet is associated with lower resistant starch intake, different gut microbiota composition and increased serum TMAO concentrations», *European Journal of Nutrition*, *59*, pp. 1845-1858. <https://doi.org/10.1007/s00394-019-02036-y>.

Gill, J. M.; Herd, S. L., y Hardman, A. E. (2002). «Moderate exercise and post-prandial metabolism: issues of dose-response», *Journal of sports sciences*, *20*(12), pp. 961-967.

Gillingham, M. B., *et al.* (2011). «Impaired fasting tolerance among Alaska native children with a common carnitine palmitoyltransferase 1A sequence variant», *Molecular Genetics and Metabolism*, *104*(3), pp. 261-264. <https://doi.org/10.1016/j.ymgme.2011.06.017>.

Golay, A., *et al.* (2000). «Similar weight loss with low-energy food combining or balanced diets», *International Journal of Obesity*, *24*, pp. 492-496. <https://doi.org/10.1038/sj.ijo.0801185>.

González-Rocha, A., *et al.* (2022). «Effect Of Exercise on Muscle Mass, Fat Mass, Bone Mass, Muscular Strength and Physical Performance in Community Dwelling Older Adults: Systematic Review and Meta-Analysis», *Aging and Disease*, 13(5), p. 1422.

Goran, M. I., *et al.* (1994). «Effects of increased energy intake and/or physical activity on energy expenditure in young healthy men», *Journal of Applied Physiology*, 77(1), pp. 366-372. <https://doi.org/10.1152/jappl.1994.77.1.366>.

Gortat, M., *et al.* (2021). «Orthorexia nervosa-a distorted approach to healthy eating», *Psychiatria Polska*, 55(2), pp. 421-433. <https://doi.org/10.12740/PP/125387>.

Green, A. J., y Planchart, A. (2018). «The neurological toxicity of heavy metals: A fish perspective», *Comparative Biochemistry and Physiology Part C: Toxicology & Pharmacology*, 208, pp. 12-19. <https://doi.org/10.1016/j.cbpc.2017.11.008>.

Griffioen-Roose, S., *et al.*, (2012). «Protein status elicits compensatory changes in food intake and food preferences», *The American journal of clinical nutrition*, 95(1), pp. 32-38.

Gurven, M., y H. Kaplan (2007). «Longevity Among Hunter-Gatherers: A Cross-Cultural Examination», *Population and Development Review*, 33(2), pp. 321-365. <https://doi.org/10.1111/j.1728-4457.2007.00171.x>.

Hahn, S. L., *et al.* (2021). «Introducing Dietary Self-Monitoring to Undergraduate Women via a Calorie Counting App Has No Effect on Mental Health or Health Behaviors: Results From a Randomized Controlled Trial», *Journal of the Academy of Nutrition and Dietetics*, 121(12), pp. 2377-2388. <https://doi.org/10.1016/j.jand.2021.06.311>.

Haines, M. S., *et al.* (2022). «Association between muscle mass and diabetes prevalence independent of body fat distribution in adults under 50 years old», *Nutrition & Diabetes*, *12*(1), pp. 1-6.

Hall, K. D., *et al.* (2019). «Ultra-Processed Diets Cause Excess Calorie Intake and Weight Gain: An Inpatient Randomized Controlled Trial of Ad Libitum Food Intake», *Cell Metabolism*, *30*(1), pp. 67-77. <https://doi.org/10.1016/j.cmet.2019.05.008>.

—, *et al.* (2020). «A plant-based, low-fat diet decreases ad libitum energy intake compared to an animal-based, ketogenic diet: An inpatient randomized controlled trial», *NutriXiv*. <https://doi.org/10.31232/osf.io/rdjfb>.

Håman, L., *et al.* (2015). «Orthorexia nervosa: An integrative literature review of a lifestyle syndrome», *International Journal of Qualitative Studies on Health and Well-being*, *10*. <https://doi.org/10.3402/qhw.v10.26799>.

Hardy, K., *et al.* (2015). «The Importance of Dietary Carbohydrate in Human Evolution», *The Quarterly Review of Biology*, *90*(3), pp. 251-268. <https://doi.org/10.1086/682587>.

Hart, T. B., y Hart, J. A. (1986). «The ecological basis of hunter-gatherer subsistence in African rain forests: the Mbuti of Eastern Zaire», *Human Ecology*, *14*(1), pp. 29-55.

Hawkes, K., *et al.* (1982). «Why hunters gather: optimal foraging and the Aché of eastern Paraguay», *American Ethnologist*, *9*(2), pp. 379-398. <https://doi.org/10.1525/ae.1982.9.2.02a00100>.

Henry, A. G., *et al.* (2014). «Plant foods and the dietary ecology of Neanderthals and early modern humans», *Journal of Human Evolution*, *69*, pp. 44-54. <https://doi.org/10.1016/j.jhevol.2013.12.014>.

Hess, J. M., *et al.* (2016). «What Is a Snack, Why Do We Snack, and How Can We Choose Better Snacks? A Review of the Definitions of Snacking, Motivations to Snack, Contributions to Dietary Intake, and Recommendations for Improvement», *Advances in Nutrition*, *7*(3), pp. 466-475. <https://doi.org/10.3945/an.115.009571>.

Humphreys, K. J., *et al.* (2014). «Dietary manipulation of oncogenic microRNA expression in human rectal mucosa: a randomized trial». *Cancer prevention research*, *7*(8), pp. 786-795.

Iqbal, R., *et al.* (2021). «Associations of unprocessed and processed meat intake with mortality and cardiovascular disease in 21 countries [Prospective Urban Rural Epidemiology (PURE) Study]: a prospective cohort study», *The American Journal of Clinical Nutrition*, *114*(3), pp. 1049-1058. <https://doi.org/10.1093/ajcn/nqaa448>.

Irimia, A., *et al.* (2021). «The Indigenous South American Tsimane Exhibit Relatively Modest Decrease in Brain Volume With Age Despite High Systemic Inflammation», *The Journals of Gerontology: Series A*, *76*(12), pp. 2147-2155. <https://doi.org/10.1093/gerona/glab138>.

Islami, F., *et al.* (2018). «Proportion and number of cancer cases and deaths attributable to potentially modifiable risk factors in the United States», *CA: A Cancer Journal for Clinicians*, *68*(1), pp. 31-54. <https://doi.org/10.3322/caac.21440>.

Jackson, R. T., y Latham, M. C. (1979). «Lactose malabsorption among Masai children of East Africa», *The American*

Journal of Clinical Nutrition, *32*(4), pp. 779-782. <https://doi.org/10.1093/ajcn/32.4.779>.

Jenkins, D. J., *et al.* (2021). «Glycemic Index, Glycemic Load, and Cardiovascular Disease and Mortality», *The New England Journal of Medicine*, *384*(14), pp. 1312-1322. <https://doi.org/10.1056/NEJMoa2007123>.

Jiao, J., y Demontis, F. (2017). «Skeletal muscle autophagy and its role in sarcopenia and organismal aging», *Current Opinion in Pharmacology*, *34*, pp. 1-6. <https://doi.org/10.1016/j.coph.2017.03.009>.

Johnson, G. H., y Fritsche, K. (2012). «Effect of dietary linoleic acid on markers of inflammation in healthy persons: a systematic review of randomized controlled trials», *Journal of the Academy of Nutrition and Dietetics*, *112*(7), pp. 1029-1041. <https://doi.org/10.1016/j.jand.2012.03.029>.

Kaleta, C., De Figueiredo, L. F., y Schuster, S. (2012). «Against the stream: relevance of gluconeogenesis from fatty acids for natives of the arctic regions», *International journal of circumpolar health*, *71*(1), p. 18436.

Kamil, A., *et al.* (2021). «Estimated sweetness in US diet amongst children and adults declined from 2001-2018: A serial cross-sectional surveillance study using NHANES 2001-2018», *Frontiers in Nutrition*, *8*. <https://doi.org/10.3389/fnut.2021.777857>.

Kaplan, H., *et al.* (2017). «Coronary atherosclerosis in indigenous South American Tsimane: a cross-sectional cohort study», *The Lancet*, *389*(10080), pp. 1730-1739. <https://doi.org/10.1016/S0140-6736(17)30752-3>.

Kazemi, A., *et al.* (2021). «The relationship between major food sources of fructose and cardiovascular disease, cancer, and all-cause mortality: a systematic review and dose-response meta-analysis of cohort studies», *Critical Reviews in Food Science and Nutrition*, pp. 1-14.

Kempner, W., *et al.* (1975). «Treatment of massive obesity with rice/reduction diet program: an analysis of 106 patients with at least a 45-kg weight loss», *Archives of Internal Medicine*, *135*(12), pp. 1575-1584. <https://doi.org/10.1001/archinte.1975.00330120053008>.

Key, T. J., *et al.* (1996). «Dietary habits and mortality in 11,000 vegetarians and health conscious people: results of a 17 year follow up», *BMJ*, *313*(7060), pp. 775-779. <https://doi.org/10.1136/bmj.313.7060.775>.

Khan, A. R. (2019). «Antioxidants of honey in perspective of blood glycaemic control», *Journal of the Pakistan Medical Association*, *69*(2), pp. 153-154.

Khan, I. T., *et al.* (2019). «Antioxidant properties of Milk and dairy products: A comprehensive review of the current knowledge», *Lipids in health and disease*, *18*(1), pp. 1-13.

Khan, I. T., Bule, *et al.* (2019). «The antioxidant components of milk and their role in processing, ripening, and storage: Functional food», *Veterinary world*, *12*(1), p. 12.

Killick, R., *et al.* (2015). «Metabolic and hormonal effects of 'catch-up' sleep in men with chronic, repetitive, lifestyle-driven sleep restriction», *Clinical Endocrinology*, *83*(4), pp. 498-507. <https://doi.org/10.1111/cen.12747>.

Kit, B. K., *et al.*. (2013). «Trends in sugar-sweetened beverage consumption among youth and adults in the United States: 1999–2010», *The American journal of clinical nutrition*, *98*(1), pp. 180-188.

Klasson, C. L., *et al.* (2022). «Daily physical activity is negatively associated with thyroid hormone levels, inflammation, and immune system markers among men and women in the NHANES dataset», *PLOS ONE, 17*(7). <https://doi.org/10.1371/journal.pone.0270221>.

Ko, G. J., *et al.* (2020). «The Effects of High-Protein Diets on Kidney Health and Longevity», *Journal of the American Society of Nephrology, 31*(8), pp. 1667-1679. <https://doi.org/10.1681/ASN.2020010028>.

Kowalski, G. M., *et al.* (2017). «The effect of ingested glucose dose on the suppression of endogenous glucose production in humans»,. *Diabetes, 66*(9), pp. 2400-2406.

Kromhout, D., *et al.* (2018). «Comparative ecologic relationships of saturated fat, sucrose, food groups, and a Mediterranean food pattern score to 50-year coronary heart disease mortality rates among 16 cohorts of the Seven Countries Study», *European Journal of Clinical Nutrition, 72*(8), pp. 1103-1110. <https://doi.org/10.1038/s41430-018-0183-1>.

Kruger, J., y Dunning, D. (1999). «Unskilled and unaware of it: How difficulties in recognizing one's own incompetence lead to inflated self-assessments», *Journal of Personality and Social Psychology, 77*(6), pp. 1121-1134. <https://doi.org/10.1037/0022-3514.77.6.1121>.

Lean, M. E., *et al.* (2017). «Primary care-led weight management for remission of type 2 diabetes (DiRECT): an open-label, cluster-randomised trial», *The Lancet, 391*(10120), pp. 541-551. <https://doi.org/10.1016/S0140-6736(17)33102-1>.

Lee, I. M., *et al.* (2019). «Association of Step Volume and Intensity With All-Cause Mortality in Older Women»,

JAMA Internal Medicine, *179*(8), pp.1105-1112. <https://doi.org/10.1001/jamainternmed.2019.0899>.

Leichter, J. (1973). «Comparison of whole milk and skim milk with aqueous lactose solution in lactose tolerance testing», *The American Journal of Clinical Nutrition*, *26*(4), pp. 393-396. <https://doi.org/10.1093/ajcn/26.4.393>.

Lerner, A., *et al.* (2022). «Gluten-free diet can ameliorate the symptoms of non-celiac autoimmune diseases», *Nutrition Reviews*, *80*(3), pp. 525-543.

Levine, J. A., *et al.* (2005). «Interindividual variation in posture allocation: possible role in human obesity», *Science*, *307*(5709), pp. 584-586. <https://doi.org/10.1126/science.1106561>.

Lichtman, S. W., *et al.* (1992). «Discrepancy Between Self-Reported and Actual Caloric Intake and Exercise in Obese Subjects», *The New England Journal of Medicine*, *327*(27), pp. 1893-1898. <https://doi.org/10.1056/NEJM199212313272701>.

Lieberman, D. E. (2021). *Ejercicio: cómo es que nunca evolucionamos para hacer ejercicio, por qué es saludable y qué debemos hacer*, Barcelona, Pasado y Presente.

Lim, E. L., *et al.* (2011). «Reversal of type 2 diabetes: normalisation of beta cell function in association with decreased pancreas and liver triacylglycerol», *Diabetologia*, *54*(10), pp. 2506-2514. <https://doi.org/10.1007/s00125-011-2204-7>.

Lindeberg, S., *et al.* (2001). «Large differences in serum leptin levels between nonwesternized and westernized populations: the Kitava study», *Journal of Internal Medicine*, *249*(6), pp. 553-558. <https://doi.org/10.1046/j.1365-2796.2001.00845.x>.

Liu, Y., *et al.* (2022). «Dose-response association between the daily step count and all-cause mortality: A systematic review and meta-analysis», *Journal of Sports Sciences*, pp. 1-10. <https://doi.org/10.1080/02640414.2022.2099186>.

Lohachoompol, *et al.* (2004). «The Change of Total Anthocyanins in Blueberries and Their Antioxidant Effect After Drying and Freezing», *Journal of Biomedicine and Biotechnology*, *2004*(5), pp. 248-252. <https://doi.org/10.1155/S1110724304406123>.

Lopes, E. W., *et al.* (2022). «Dietary Gluten Intake Is Not Associated With Risk of Inflammatory Bowel Disease in US Adults Without Celiac Disease», *Clinical Gastroenterology and Hepatology*, *20*(2), pp. 303-313.

Lowe, C. J., *et al.* (2017). «The neurocognitive consequences of sleep restriction: a meta-analytic review», *Neuroscience & Biobehavioral Reviews*, *80*, pp. 586-604. <https://doi.org/10.1016/j.neubiorev.2017.07.010>.

Lu, X., *et al.* (2021). «Both Isocarbohydrate and Hypercarbohydrate Fruit Preloads Curbed Postprandial Glycemic Excursion in Healthy Subjects», *Nutrients*, *13*(7), p. 2470. <https://doi.org/10.3390/nu13072470>.

Macht, M., *et al.* (2003). «Emotions in overweight and normal-weight women immediately after eating foods differing in energy», *Physiology & Behavior*, *80*(2-3), pp. 367-374. <https://doi.org/10.1016/j.physbeh.2003.08.012>.

Makarem, N., *et al.* (2014). «Trends in dietary carbohydrate consumption from 1991 to 2008 in the Framingham Heart Study Offspring Cohort», *British journal of nutrition*, *111*(11), pp. 2010-2023.

Mann, G. V., *et al.* (1964). «Cardiovascular disease in the Masai», *Journal of Atherosclerosis Research*, *4*(4), pp. 289-312. <https://doi.org/10.1016/S0368-1319(64)80041-7>.

Manoogian, E. N., *et al.* (2022). «Time-restricted eating for the prevention and management of metabolic diseases», *Endocrine reviews*, *43*(2), pp. 405-436.

Mariotti Lippi, M., *et al.* (2015). «Multistep food plant processing at Grotta Paglicci (Southern Italy) around 32,600 cal B.P.», *Proceedings of the National Academy of Sciences*, *112*(39), pp. 12075-12080. <https://doi.org/10.1073/pnas.1505213112>.

Marlowe, F. W., *et al.* (2014). «Honey, Hadza, hunter-gatherers, and human evolution», *Journal of Human Evolution*, *71*, pp. 119-128. <https://doi.org/10.1016/j.jhevol.2014.03.006>.

Marteau, T. M., *et al.* (2015). «Downsizing: policy options to reduce portion sizes to help tackle obesity», *BMJ*, *351*. <https://doi.org/10.1136/bmj.h5863>.

Martins, C., *et al.* (2020). «Metabolic adaptation is an illusion, only present when participants are in negative energy balance», *The American Journal of Clinical Nutrition*, *112*(5), pp. 1212-1218. <https://doi.org/10.1093/ajcn/nqaa220>.

Masterson, E. E., *et al.* (2017). «Diet, atherosclerosis, and helmintic infection in Tsimane», *The Lancet*, *390*(10107), pp. 2034-2035. <https://doi.org/10.1016/S0140-6736(17)-31945-1>.

Mbalilaki, J. A., *et al.* (2010). «Daily energy expenditure and cardiovascular risk in Masai, rural and urban Bantu Tanzanians», *British Journal of Sports Medicine*, *44*(2), pp. 121-126. <http://doi.org/10.1136/bjsm.2007.044966>.

McCullough, M. L. (2006). «Hypertension, the Kuna, and

the epidemiology of flavanols», *Journal of cardiovascular pharmacology*, *47*, S103-S109.

Mehrabani, S., *et al.* (2020). «The effect of fasting or calorie restriction on mitophagy induction: A literature review», *Journal of Cachexia, Sarcopenia and Muscle*, *11*(6), pp. 1447-1458. <https://doi.org/10.1002/jcsm.12611>.

Melby, C. L., *et al.* (2019). «Increasing Energy Flux to Maintain Diet-Induced Weight Loss», *Nutrients*, *11*(10), p. 2533. <https://doi.org/10.3390/nu11102533>.

Mercader, J. (2009). «Mozambican grass seed consumption during the Middle Stone Age», *Science*, *326*(5960), pp. 1680-1683.

Meurillon, M., y Engel, E. (2016). «Mitigation strategies to reduce the impact of heterocyclic aromatic amines in proteinaceous foods», *Trends in Food Science & Technology*, *50*, pp. 70-84. <https://doi.org/10.1016/j.tifs.2016.01.007>.

Mihrshahi, S., *et al.* (2017). «Vegetarian diet and all-cause mortality: Evidence from a large population-based Australian cohort-the 45 and Up Study», *Preventive Medicine*, *97*, pp. 1-7. <https://doi.org/10.1016/j.ypmed.2016.12.044>.

Møller, A. B., *et al.* (2015). «Physical exercise increases autophagic signaling through ULK1 in human skeletal muscle», *Journal of Applied Physiology*, *118*(8), pp. 971-979. <https://doi.org/10.1152/japplphysiol.01116.2014>.

Monnard, C. R., y Dulloo, A. G. (2021). «Polyunsaturated fatty acids as modulators of fat mass and lean mass in human body composition regulation and cardiometabolic health», *Obesity Reviews*, *22*(S2). <https://doi.org/10.1111/obr.13197>.

Montani, J. P. (2021). «Ancel Keys: The legacy of a giant in physiology, nutrition, and public health», *Obesity Reviews*, *22*(S2). <https://doi.org/10.1111/obr.13196>.

Monteiro, C. A., *et al.* (2018). «Household availability of ultra-processed foods and obesity in nineteen European countries», *Public Health Nutrition*, *21*(1), pp. 18-26. <https://doi.org/10.1017/S1368980017001379>.

Muhammad Qasim, M., y Ashok, K. (2013). «The fructose mystery: how bad or good is it?», *Pakistan Journal of Pharmaceutical Sciences*, *26*(6), pp. 1241-1245.

Nash, D. T., y Slutzky, A. R. (2014). «Gluten sensitivity: new epidemic or new myth? Every major change in our diet carries with it the possibility of unforeseen risks», *The American journal of cardiology*, *114*(10), pp. 1621-1622.

Naude, C. E., *et al.* (2022). «Low-carbohydrate versus balanced-carbohydrate diets for reducing weight and cardiovascular risk», *Cochrane Database of Systematic Reviews*, *1*(1). <https://doi.org/10.1002/14651858.CD013334.pub2>.

Nebl, J., *et al.* (2019). «Exercise capacity of vegan, lacto-ovo-vegetarian and omnivorous recreational runners», *Journal of the International Society of Sports Nutrition*, *16*(1). <https://doi.org/10.1186/s12970-019-0289-4>.

Nesti, L., Mengozzi, A., y Tricò, D. (2019). «Impact of nutrient type and sequence on glucose tolerance: physiological insights and therapeutic implications», *Frontiers in Endocrinology*, *10*, p. 144.

Nieman, K. M., *et al.* (2020). «The effects of dairy product and dairy protein intake on inflammation: A systematic review of the literature», *Journal of the American College*

of Nutrition, 40(6), pp. 571-582. <https://doi.org/10.108
0/07315724.2020.1800532>.

Nishino, K., *et al.* (2018). «Consuming Carbohydrates after
Meat or Vegetables Lowers Postprandial Excursions of
Glucose and Insulin in Nondiabetic Subjects», *Journal of
Nutritional Science and Vitaminology*, 64(5), pp. 316-320.
<https://doi.org/10.3177/jnsv.64.316>.

Nunes, C. L., *et al.* (2022). «Effects of a 4-month active weight loss phase followed by weight loss maintenance on
adaptive thermogenesis in resting energy expenditure in
former elite athletes», *European Journal of Nutrition*.
<https://doi.org/1010.1007/s00394-022-02951-7>.

O'Connor, L. E., *et al.* (2018). «A Mediterranean-style eating
pattern with lean, unprocessed red meat has cardiometabolic benefits for adults who are overweight or obese in a
randomized, crossover, controlled feeding trial», *The
American Journal of Clinical Nutrition*, 108(1), pp. 33-40.
<https://doi.org/10.1093/ajcn/nqy075>.

Ogilvie, A. R., *et al.* (2022). «Higher protein intake during
caloric restriction improves diet quality and attenuates
loss of lean body mass», *Obesity*, 30(7), pp. 1411-1419.
<https://doi.org/10.1002/oby.23428>.

Oliveira, C. L., *et al.* (2021). «A high-protein total diet repla-
cement increases energy expenditure and leads to negative fat balance in healthy, normal-weight adults», *The
American Journal of Clinical Nutrition*, 113(2), pp. 476-
487. <https://doi.org/10.1093/ajcn/nqaa283>.

O'Neill, B., y Raggi, P. (2019). «The ketogenic diet: Pros and
cons», *Atherosclerosis*, 292, pp. 119-126. <https://doi.org/
10.1016/j.atherosclerosis.2019.11.021>.

Onywera, V. O., *et al.* (2004). «Food and macronutrient intake of elite Kenyan distance runners», *International Journal of Sport Nutrition and Exercise Metabolism*, 14(6), pp. 709-719. <https://doi.org/10.1123/ijsnem.14.6.709>.

Oprea, R., y Yuksel, S. (2021). «Social Exchange of Motivated Beliefs», *Journal of the European Economic Association*, 20(2), pp. 667-699. <https://doi.org/10.1093/jeea/jvab035>.

Palma-Morales, M., *et al.* (2022). «Food made us humans: Recent genetic variability and its relevance to the current distribution of macronutrients», *Nutrition*, 101. <https://doi.org/10.1016/j.nut.2022.111702>.

Palomo, I., *et al.* (2011). «El consumo de frutas y hortalizas ayuda a prevenir el daño endotelial», *Revista Chilena de Nutrición*, 38(3), pp. 343-355. <http://doi.org/10.4067/S0717-75182011000300010>.

Park, M. (2010). «Twinkie diet helps nutrition professor lose 27 pounds», *CNN News*.

Peña, A. S., y Rodrigo Saez, L. (2013). «Enfermedad celiaca y sensibilidad al gluten no celiaca», *OmniaScience Monographs*. <http://doi.org/10.3926/oms.181>.

Pereira, P. C. (2014). «Milk nutritional composition and its role in human health», *Nutrition*, 30(6), pp. 619-627. <https://doi.org/10.1016/j.nut.2013.10.011>.

Peres, J. (2014). «Resistant starch may reduce colon cancer risk from red meat», *JNCI: Journal of the National Cancer Institute*, 106(10).

Plumb, M. E. (2013). «The Effect of Freezing as a Storage Method on Anthocyanin Concentration in Blueberries», *Undergraduate Honors Papers*.

Pontzer, H., *et al.* (2016). «Constrained Total Energy Expenditure and Metabolic Adaptation to Physical Activity in Adult Humans», *Current Biology*, *26*(3), pp. 410–417. <https://doi.org/10.1016/j.cub.2015.12.046>.

—, *et al.* (2018). «Hunter-gatherers as models in public health», *Obesity Reviews*, *19*(S1), pp. 24-35. <https://doi.org/10.1111/obr.12785>.

—, *et al.* (2021). «Daily energy expenditure through the human life course», *Science*, *373*(6556), pp. 808-812. <https://doi.org/10.1126/science.abe5017>.

—, y Wood, B. M. (2021). «Effects of Evolution, Ecology, and Economy on Human Diet: Insights from Hunter-Gatherers and Other Small-Scale Societies», *Annual Review of Nutrition*, *41*, pp. 363-385. <https://doi.org/10.1146/annurev-nutr-111120-105520>.

Popp, C. J., *et al.* (2022). «Effect of a Personalized Diet to Reduce Postprandial Glycemic Response vs a Low-fat Diet on Weight Loss in Adults With Abnormal Glucose Metabolism and Obesity: A Randomized Clinical Trial», *JAMA Network Open*, *5*(9), e2233760-e2233760.

Prinz, P. (2019). «The role of dietary sugars in health: molecular composition or just calories?», *European Journal of Clinical Nutrition*, *73*(9), pp. 1216-1223. <https://doi.org/10.1038/s41430-019-0407-z>.

Quist, J. S., *et al.* (2022). «Maintenance of cardiorespiratory fitness, body composition, and a physically active lifestyle after structured exercise interventions in individuals with overweight and obesity: A mixed-method follow-up study», *Public Health in Practice*, *4*. <https://doi.org/10.1016/j.puhip.2022.100293>.

Raatz, S. K., *et al.* (2005). «Reduced glycemic index and glycemic load diets do not increase the effects of energy restriction on weight loss and insulin sensitivity in obese men and women», *The Journal of nutrition*, *135*(10), pp. 2387-2391.

Racette, S. B., *et al.* (2008). «Influence of weekend lifestyle patterns on body weight», *Obesity*, *16*(8), pp. 1826-1830.

Rahmani, S., *et al.* (2020). «The effect of whole-grain intake on biomarkers of subclinical inflammation: a comprehensive meta-analysis of randomized controlled trials», *Advances in Nutrition*, *11*(1), pp. 52-65. <https://doi.org/10.1093/advances/nmz063>.

Ralston, N. V. C., *et al.* (2016). «Selenium Health Benefit Values: Updated Criteria for Mercury Risk Assessments», *Biological Trace Element Research*, *171*, pp. 262-269. <https://doi.org/10.1007/s12011-015-0516-z>.

—, *et al.* (2019). «Selenium health benefit values provide a reliable index of seafood benefits vs. risks», *Journal of Trace Elements in Medicine and Biology*, *55*, pp. 50-57. <https://doi.org/10.1016/j.jtemb.2019.05.009>.

Reddy, V., y Pershad, J. (1972). «Lactase deficiency in Indians», *The American Journal of Clinical Nutrition*, *25*(1), pp. 114-119. <https://doi.org/10.1093/ajcn/25.1.114>.

Redondo Cuevas, L. (2018). «Improving the oxidative stability of oils and fats with natural products» (Doctoral dissertation, Tesis doctoral UCV).

Rinninella, E., *et al.* (2019). «Food components and dietary habits: Keys for a healthy gut microbiota composition», *Nutrients*, *11*(10), p. 2393.

Rosenbaum, M., *et al.* (2008). «Long-term persistence of adaptive thermogenesis in subjects who have maintained a reduced body weight», *The American Journal of Clinical Nutrition*, *88*(4), pp. 906-912. <https://doi.org/10.1093/ajcn/88.4.906>.

Rosqvist, F., *et al.* (2014). «Overfeeding polyunsaturated and saturated fat causes distinct effects on liver and visceral fat accumulation in humans», *Diabetes*, *63*(7), pp. 2356-2368.

Rossi, A. P., *et al.* (2019). «Weight Cycling as a Risk Factor for Low Muscle Mass and Strength in a Population of Males and Females with Obesity», *Obesity*, *27*(7), pp. 1068-1075. <https://doi.org/10.1002/oby.22493>.

Rubin, R. (2018). «Whole-Fat or Nonfat Dairy? The Debate Continues», *JAMA*, *320*(24), pp. 2514-2516. <https://doi.org/10.1001/jama.2018.17692>.

Ruddick-Collins, L. C., Morgan, P. J., Fyfe, C. L., Filipe, J. A., Horgan, G. W., Westerterp, K. R., ... & Johnstone, A. M. (2022). «Timing of daily calorie loading affects appetite and hunger responses without changes in energy metabolism in healthy subjects with obesity». *Cell Metabolism*.

Sacks, F. M., *et al.* (2009). «Comparison of weight-loss diets with different compositions of fat, protein, and carbohydrates», *The New England Journal of Medicine*, *360*(9), pp. 859-873. <https://doi.org/10.1056/NEJMoa0804748>.

Sadeghi, F., *et al.* (2019). «Effect of Natural Honey on Glycemic Control and Anthropometric Measures of Patients with Type 2 Diabetes: A Randomized Controlled Crossover Trial», *International journal of preventive medicine*, *10*(1), p. 3. <https://doi.org/10.4103/ijpvm.IJPVM_109_18>.

Schoeneck, M., y Iggman, D. (2021). «The effects of foods on LDL cholesterol levels: A systematic review of the accumulated evidence from systematic reviews and meta-analyses of randomized controlled trials», *Nutrition, Metabolism and Cardiovascular Diseases*, *31*(5), pp. 1325-1338. <https://doi.org/10.1016/j.numecd.2020.12.032>.

Schwalm, C., *et al.* (2015). «Activation of autophagy in human skeletal muscle is dependent on exercise intensity and AMPK activation», *The FASEB Journal*, *29*(8), pp. 3515-3526. <https://doi.org/10.1096/fj.14-267187>.

Shams-White, M. M., *et al.* (2017). «Dietary protein and bone health: a systematic review and meta-analysis from the National Osteoporosis Foundation», *The American Journal of Clinical Nutrition*, *105*(6), pp. 1528-1543. <https://doi.org/10.3945/ajcn.116.145110>.

Shcherbina, A., *et al.* (2017). «Accuracy in Wrist-Worn, Sensor-Based Measurements of Heart Rate and Energy Expenditure in a Diverse Cohort», *Journal of Personalized Medicine*, *7*(2), p. 3. <https://doi.org/10.3390/jpm7020003>.

Simeone, G., *et al.* (2022). «Do Vegetarian Diets Provide Adequate Nutrient Intake during Complementary Feeding? A Systematic Review», *Nutrients*, *14*(17), p. 3591.

Smith, C. F., *et al.* (1999). «Flexible vs. Rigid Dieting Strategies: Relationship with Adverse Behavioral Outcomes», *Appetite*, *32*(3), pp. 295-305. <https://doi.org/10.1006/appe.1998.0204>.

Smith, H. A., y Betts, J. A. (2022). «Nutrient timing and metabolic regulation symposium review», *The Journal of Physiology*, *699*(6), pp. 1299-1312. <https://doi.org/10.1113/jp280756>.

Sondrup, N., *et al.* (2022). «Effects of sleep manipulation on markers of insulin sensitivity: A systematic review and meta-analysis of randomized controlled trials», *Sleep*

Medicine Reviews, *62*. <https://doi.org/10.1016/j. smrv.2022.101594>.

Stewart, T. M., *et al.* (2002). «Rigid vs. flexible dieting: association with eating disorder symptoms in nonobese women», *Appetite*, *38*(1), pp. 39-44. <https://doi.org/10. 1006/appe.2001.0445>.

Taheri, S., *et al.* (2004). «Short sleep duration is associated with reduced leptin, elevated ghrelin, and increased body mass index», *PLoS Medicine*, *1*(3). <https://doi.org/ 10.1371/journal.pmed.0010062>.

Tahreem, A., *et al.* (2022). «Fad Diets: Facts and Fiction», *Frontiers in Nutrition*, p. 1517. <https://doi.org/10.3389/ fnut.2022.960922>.

Taylor, R. (2019). «Calorie restriction for long-term remission of type 2 diabetes», *Clinical Medicine*, *19*(1), pp. 37-42. <https://doi.org/10.7861/clinmedicine.19-1-37>.

Te Morenga, L., Mallard, S., y Mann, J. (2013). «Dietary sugars and body weight: systematic review and meta-analyses of randomised controlled trials and cohort studies», *Bmj*, *346*.

Templeman, I., *et al.* (2021). «A randomized controlled trial to isolate the effects of fasting and energy restriction on weight loss and metabolic health in lean adults», *Science Translational Medicine*, *13*(598). <https://doi.org/10. 1126/scitranslmed.abd8034>.

Terzo, S., *et al.* (2020). «Honey and obesity-related dysfunctions: A summary on health benefits», *The Journal of Nutritional Biochemistry*, *82*. <https://doi.org/10.1016/j. jnutbio.2020.108401>.

Tobias, D. K., y Hall, K. D. (2021). «Eliminate or reformulate ultra-processed foods? Biological mechanisms matter», *Cell Metabolism*, 33(12), pp. 2314-2315. <https://doi.org/10.1016/j.cmet.2021.10.005>.

Turck, D. (2013). «Cow's milk and goat's milk», *Evidence-Based Research in Pediatric Nutrition*, 108, pp. 56-62. <https://doi.org/10.1159/000351485>.

Turner, P. G., y Lefevre, C. E. (2017). «Instagram use is linked to increased symptoms of orthorexia nervosa», *Eating and Weight Disorders*, 22(2), pp. 277-284. <https://doi.org/10.1007/s40519-017-0364-2>.

Ulven, S. M., *et al.* (2019). «Milk and Dairy Product Consumption and Inflammatory Biomarkers: An Updated Systematic Review of Randomized Clinical Trials», *Advances in Nutrition*, 10(suppl_2), pp. S239-S250. <https://doi.org/10.1093/advances/nmy072>.

Valenti, S., *et al.* (2017). «Gluten-related disorders: certainties, questions and doubts», *Annals of Medicine*, 49(7), pp. 569-581. <https://doi.org/10.1080/07853890.2017.1325968>.

Valentina, G., *et al.* (2022). «Non-celiac Gluten Sensitivity or Celiac Disease, This Is Still the Question», *Journal of Neurogastroenterology and Motility*, 28(3), pp. 504-505. <https://doi.org/10.5056/jnm22075>.

Van Blarigan, E. L., *et al.* (2022). «Associations Between Unprocessed Red Meat and Processed Meat With Risk of Recurrence and Mortality in Patients With Stage III Colon Cancer», *JAMA Network Open*, 5(2). <https://doi.org/10.1001/jamanetworkopen.2022.0145>.

Vanacore, D., *et al.* (2018). «Effect of restriction vegan diet's on muscle mass, oxidative status, and myocytes differentiation: A pilot study», *Journal of Cellular Physiology, 233*(12), pp. 9345-9353. <https://doi.org/10.1002/jcp.26427>.

Vargas, S., *et al.* (2018). «Efficacy of ketogenic diet on body composition during resistance training in trained men: a randomized controlled trial», *Journal of the International Society of Sports Nutrition, 15*(1). <https://doi.org/10.1186/s12970-018-0236-9>.

Vega-López, S., *et al.* (2018). «Relevance of the Glycemic Index and Glycemic Load for Body Weight, Diabetes, and Cardiovascular Disease», *Nutrients, 10*(10), p. 1361. <https://doi.org/10.3390/nu10101361>.

Villarreal, D. T., *et al.* (2017). «Aerobic or Resistance Exercise, or Both, in Dieting Obese Older Adults», *The New England Journal of Medicine, 376*, pp. 1943-1955. <https://doi.org/10.1056/NEJMoa1616338>.

Volokh, O., *et al.* (2019). «Human Gut Microbiome Response Induced by Fermented Dairy Product Intake in Healthy Volunteers», *Nutrients, 11*(3), p. 547. <https://doi.org/10.3390/nu11030547>.

Vujović, N., *et al.* (2022). «Late isocaloric eating increases hunger, decreases energy expenditure, and modifies metabolic pathways in adults with overweight and obesity», *Cell Metabolism, 34*(10), pp. 1486-1498.

Wallace, T. C., y Frankenfeld, C. L. (2017). «Dietary Protein Intake above the Current RDA and Bone Health: A Systematic Review and Meta-Analysis», *Journal of the American College of Nutrition, 36*(6), pp. 481-496. <https://doi.org/10.1080/07315724.2017.1322924>.

Wang, Y., *et al.* (2010). «Modern organic and broiler chickens sold for human consumption provide more energy from fat than protein», *Public Health Nutrition*, *13*(3), pp. 400-408. <https://doi.org/10.1017/S136898 0009991157>.

Wastyk, H. C., *et al.* (2021). «Gut-microbiota-targeted diets modulate human immune status», *Cell*, *184*(16), pp. 4137-4153.

Watling, C. Z., *et al.* (2022). «Risk of cancer in regular and low meat-eaters, fish-eaters, and vegetarians: a prospective analysis of UK Biobank participants», *BMC Medicine, 20*(73). <https://doi.org/10.1186/s12916-022-02256-w>.

Westenhoefer, J., *et al.* (1999). «Validation of the flexible and rigid control dimensions of dietary restraint», *International Journal of Eating Disorders*, *26*(1), pp. 53-64. <https://doi.org/10.1002/(SICI)1098-108X(199907)26:1%3C53::AID-EAT7%3E3.0.CO;2-N>.

Willis, E. A., *et al.* (2022). «Physical Activity and Total Daily Energy Expenditure in Older US Adults: Constrained versus Additive Models», *Medicine and Science in Sports and Exercise*, *54*(1), pp. 98-105. <https://doi.org/10.1249/MSS.0000000000002759>.

—, *et al.* (2018). «Is More Physical Activity Always Better? Constrained vs Additive Total Energy Expenditure Models», *Medicine and Science in Sports and Exercise*, *50*(5), p. 841.

Wittekind, A., y Walton, J. (2014). «Worldwide trends in dietary sugars intake», *Nutrition research reviews*, *27*(2), pp. 330-345.

Woolcott, O. O., y Bergman, R. N. (2018). «Relative fat mass (RFM) as a new estimator of whole-body fat percentage – A cross-sectional study in American adult individuals»,

Scientific reports, *8*, pp. 1-11. <https://doi.org/10.1038/s41598-018-29362-1>.

Wouters, S., *et al.* (2018). «Affect and between-meal snacking in daily life: the moderating role of gender and age», *Psychology & Health*, *33*(4), pp. 555-572. <https://doi.org/10.1080/08870446.2017.1380813>.

Xi, B., *et al.* (2014). «Intake of fruit juice and incidence of type 2 diabetes: a systematic review and meta-analysis», *PLOS ONE*, *9*(3). <https://doi.org/10.1371/journal.pone.0093471>.

Xiong, Q., *et al.* (2022). «Different Isocaloric Meals and Adiposity Modify Energy Expenditure and Clinical and Metabolomic Biomarkers During Resting and Exercise States in a Randomized Crossover Acute Trial of Normal-Weight and Overweight/Obese Men», *The Journal of Nutrition*, *152*(4), pp. 1118-1129. <https://doi.org/10.1093/jn/nxac006>.

Yang, L., *et al.* (2016). «Long-Term Calorie Restriction Enhances Cellular Quality-Control Processes in Human Skeletal Muscle», *Cell Reports*, *14*(3), pp. 422-428. <https://doi.org/10.1016/j.celrep.2015.12.042>.

Yang, M. U., y Van Itallie, T. B. (1976). «Composition of weight lost during short-term weight reduction. Metabolic responses of obese subjects to starvation and low-calorie ketogenic and nonketogenic diets», *The Journal of Clinical Investigation*, *58*(3), pp. 722-730. <https://doi.org/10.1172/JCI108519>.

You, W., *et al.* (2022). «Total Meat Intake is Associated with Life Expectancy: A Cross-Sectional Data Analysis of 175 Contemporary Populations», *International Journal of Ge-*

neral Medicine, 15, pp. 1833-1851. <https://doi.org/10. 2147/IJGM.S333004>.

Zhang, L. M., *et al.* (2022). «Randomized controlled trial for time-restricted eating in overweight and obese young adults», *iScience, 25*(9). <https://doi.org/10.1016/j. isci.2022.104870>.

Zhao, W. T., *et al.* (2018). «High protein diet is of benefit for patients with type 2 diabetes: An updated meta-analysis», *Medicine (Baltimore), 97*(46). <https://doi.org/10.1097/ MD.0000000000013149>.

Zimmermann, J., *et al.* (2022). «No Difference in Tolerance between Wheat and Spelt Bread in Patients with Suspected Non-Celiac Wheat Sensitivity», *Nutrients, 14*(14). <https://doi.org/10.3390/nu14142800>.

Zink, K. D., y Lieberman, D. E. (2016). «Impact of meat and Lower Palaeolithic food processing techniques on chewing in humans», *Nature, 531*, pp. 500-503. <https:// doi.org/10.1038/nature16990>.

Zong, G., *et al.* (2016). «Whole Grain Intake and Mortality From All Causes, Cardiovascular Disease, and Cancer: A Meta-Analysis of Prospective Cohort Studies», *Circulation, 133*(24), pp. 2370-2380. <https://doi.org/10.1161/ CIRCULATIONAHA.115.021101>.

spotieat

Con la aplicación SPOTIEAT podrás seguir la dieta
que propongo en este libro de una manera fácil
y divertida. Descárgatela con el código QR que aparece
a continuación o directamente desde tu buscador de app.
Disponible tanto para Android como para iOS.

¡DECÁRGATE SPOTIEAT YA GRATIS!